1日1分
押すだけ！

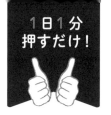

医師が考案した

くすりツボ

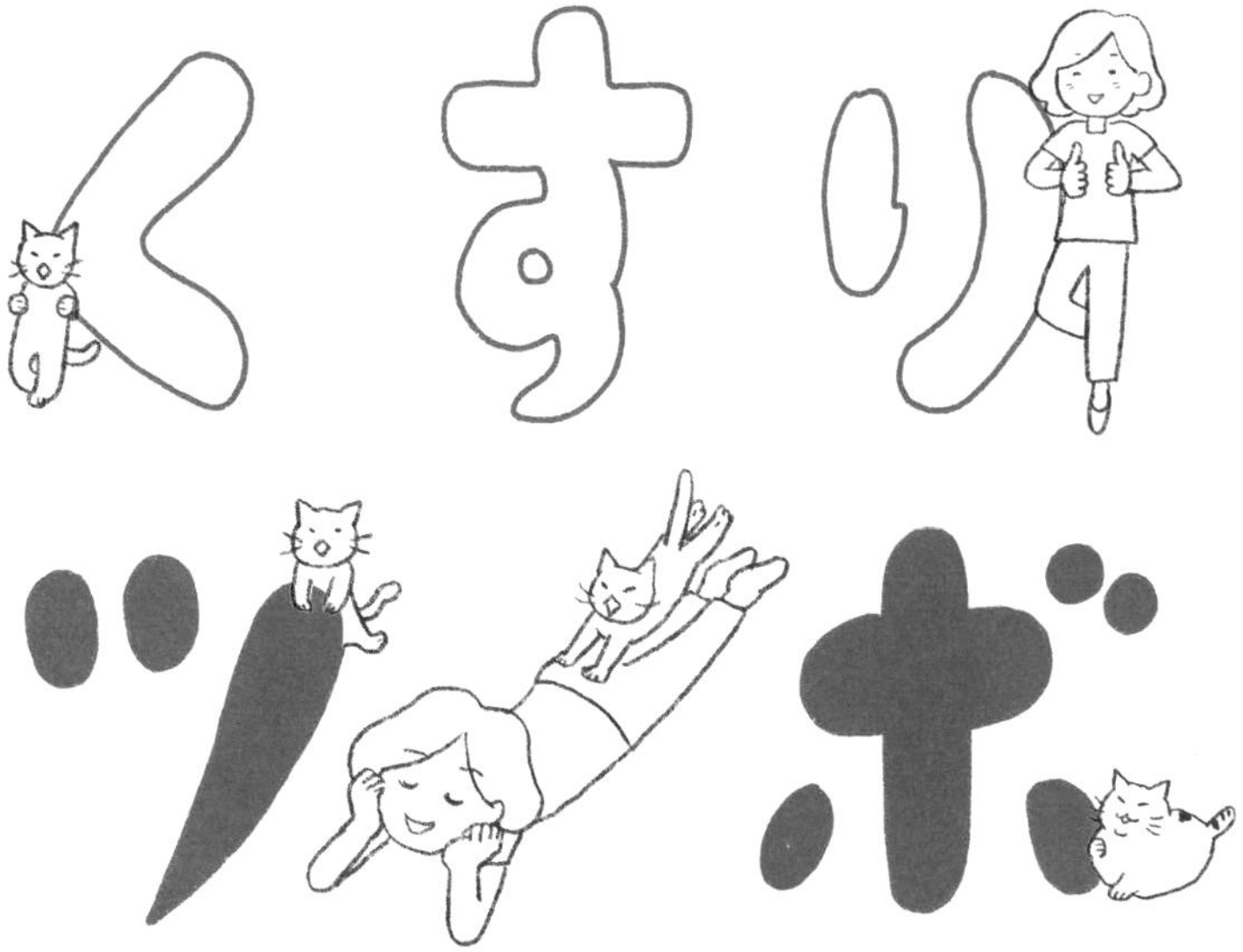

「総合医療クリニック徳」院長
米国ウィスコンシン医科大学名誉教授

高橋徳

イラスト
新倉サチヨ

かんき出版

「ああ、疲れたな……」

そう思ったときに、自然と
肩や首すじをもんだり、
目をぎゅ〜っと押してみたり、
手のひらを指で押したりしていることってありませんか？

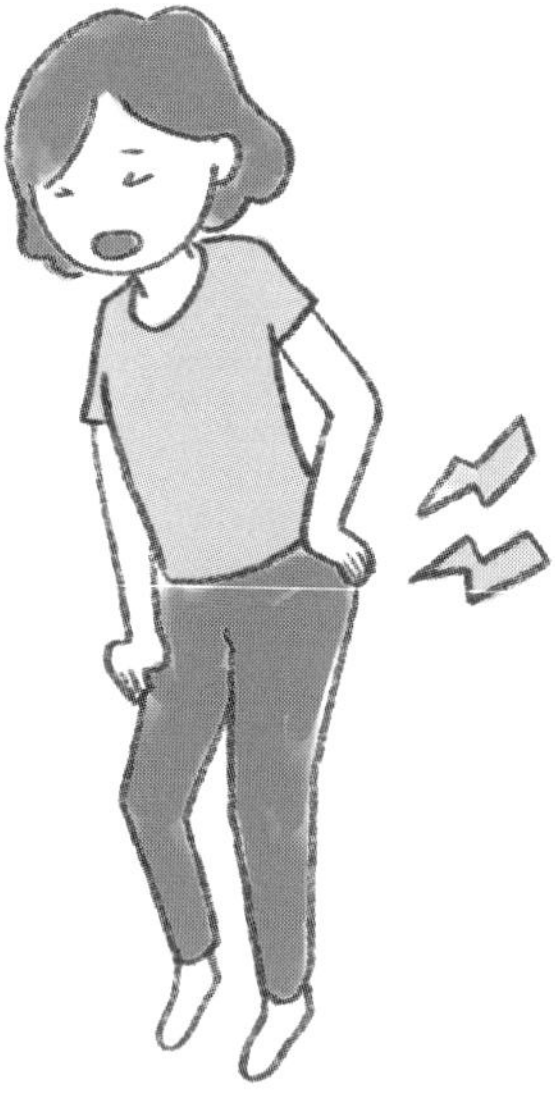

「うわぁ、気持ちいいな〜」

と感じたとき、
あなたが自然と押しているのは
「ツボ」
かもしれません。

人間が刺激をくわえて「気持ちいい」と感じる場所は、
神経が多く張りめぐらされている
「ツボ」のことが多いからです。

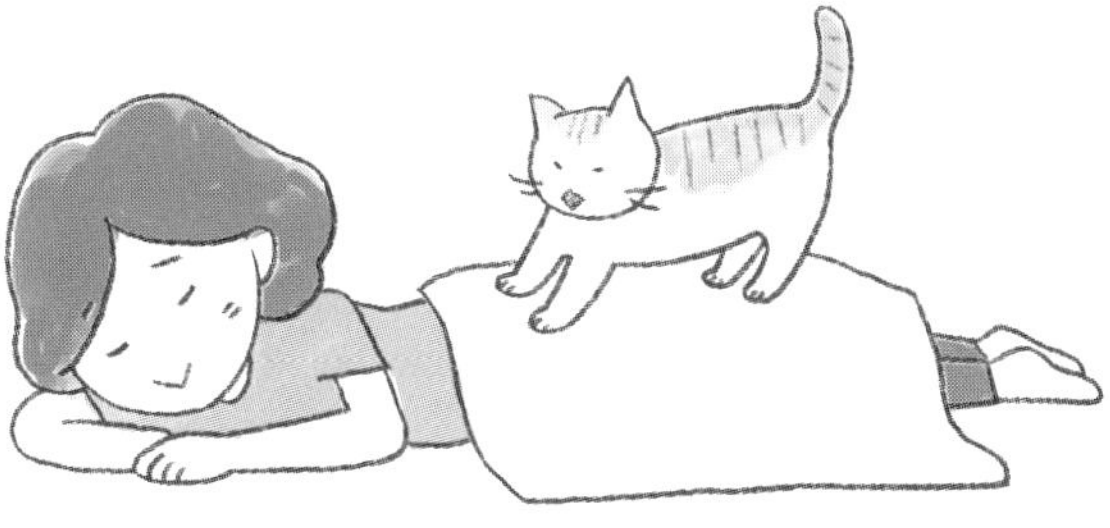

「気持ちいいな～」と感じているとき、
あなたからは「しあわせホルモン」が出ています。
これはあとでくわしく紹介する「オキシトシン」というホルモン。

ツボを効果的に刺激することで、
女性が抱える不調をスッキリ解消したり、
乱れがちな自律神経をリセットしたりしてくれます。

ツボ押しはカンタンにできるのに
いいことづくめなんです。

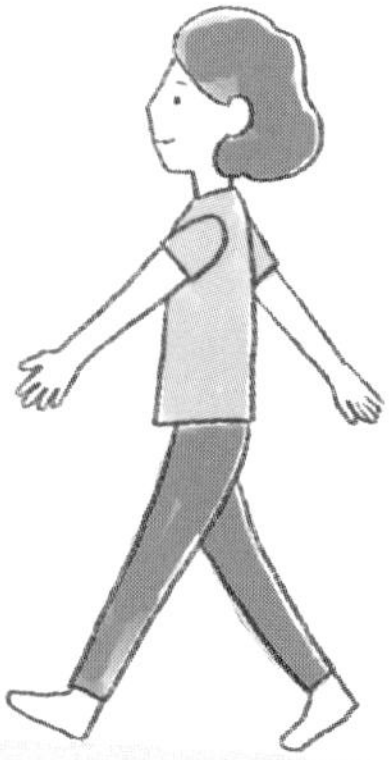

私はもともと西洋医学にどっぷり浸かった医師でしたが、
日々患者さんと接しているうちに、
体を治していくのは私たち医師ではなく
「患者さん自身」ということに気づきました。それからというもの、
米国にも渡って**「自己治癒力」**の研究を重ね、
「ツボ押し」
に行きついたわけです。

私には当然「西洋医学」の知識もありますので、
「西洋医学」と「東洋医学」のいい部分をあわせ持った
効果の高いものを紹介したいと思います。

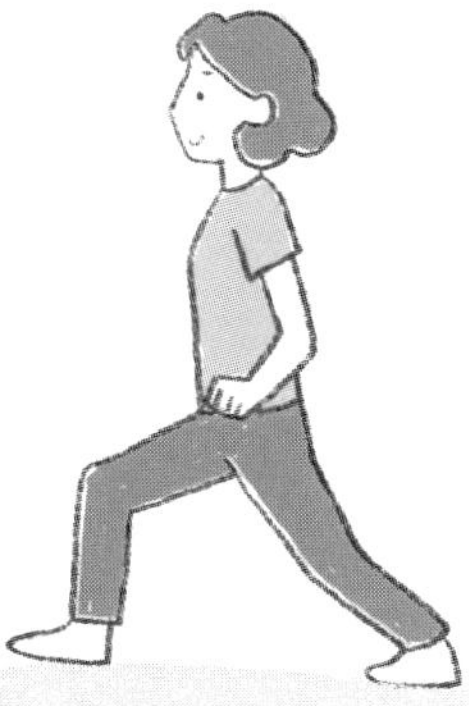

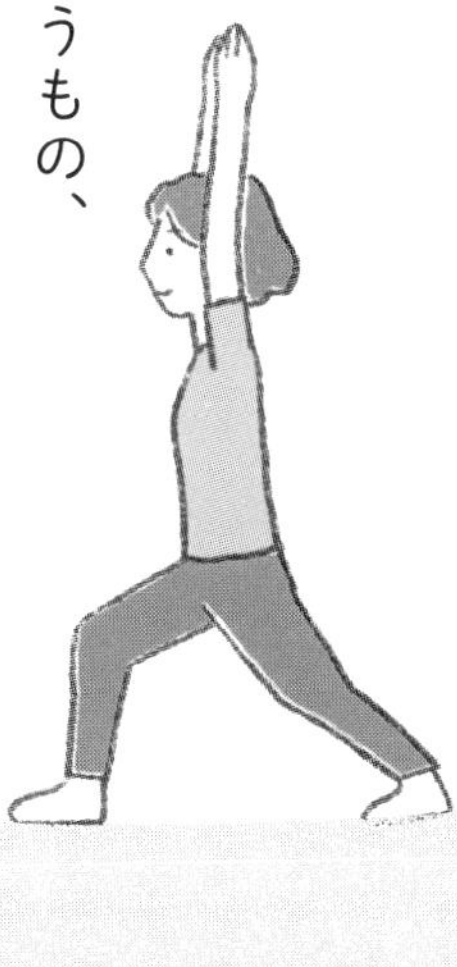

本書では、
押すだけで
「しあわせホルモン」がドバドバ出て、
医者いらずで、くすり代わりになる
「くすりツボ」
を紹介します。

「これだけ押していれば、とりあえずＯＫ！」
な**5つの神ツボ**をまずおぼえてください。

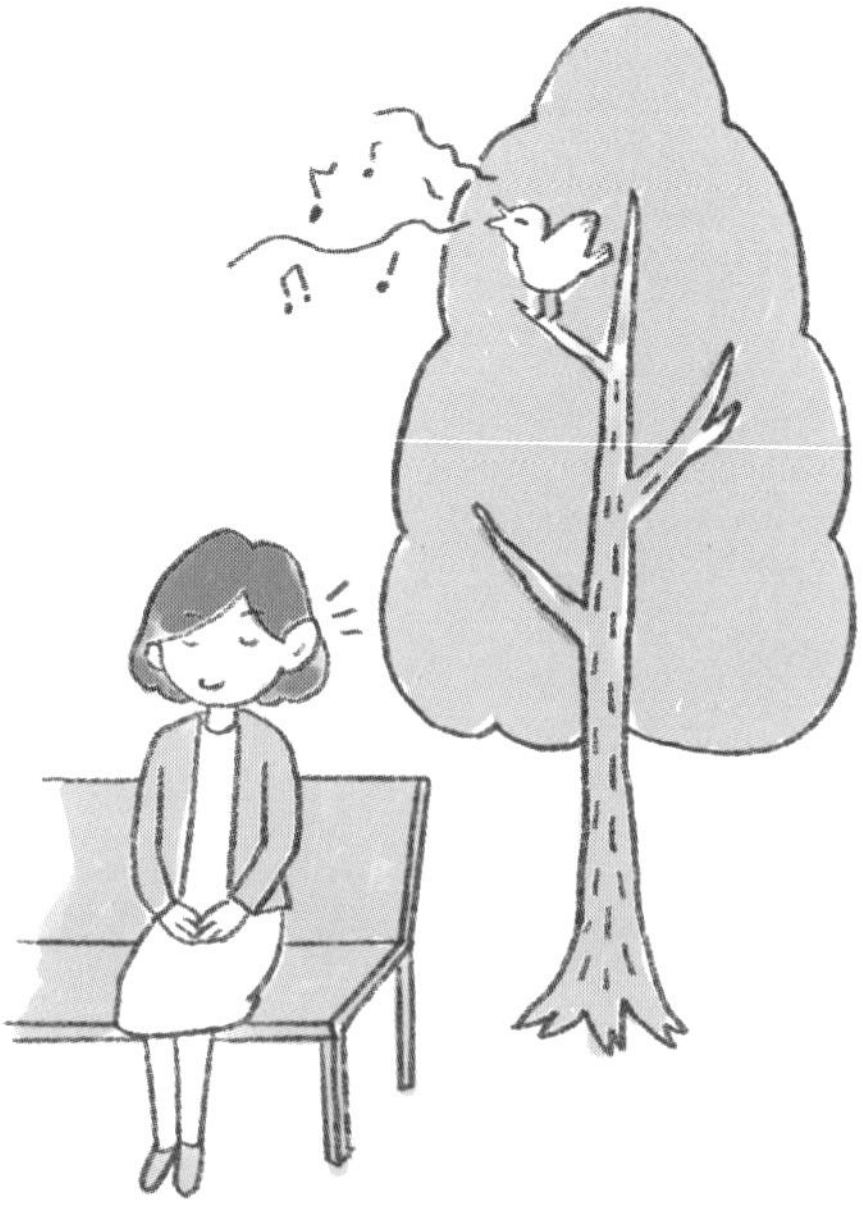

ツボ押しは
いつでも
どこでも
短時間でできる
世界一カンタンな健康法です。

ぜひ、**毎日1分のツボ押し**で、
健康なココロとカラダを手に入れましょう。

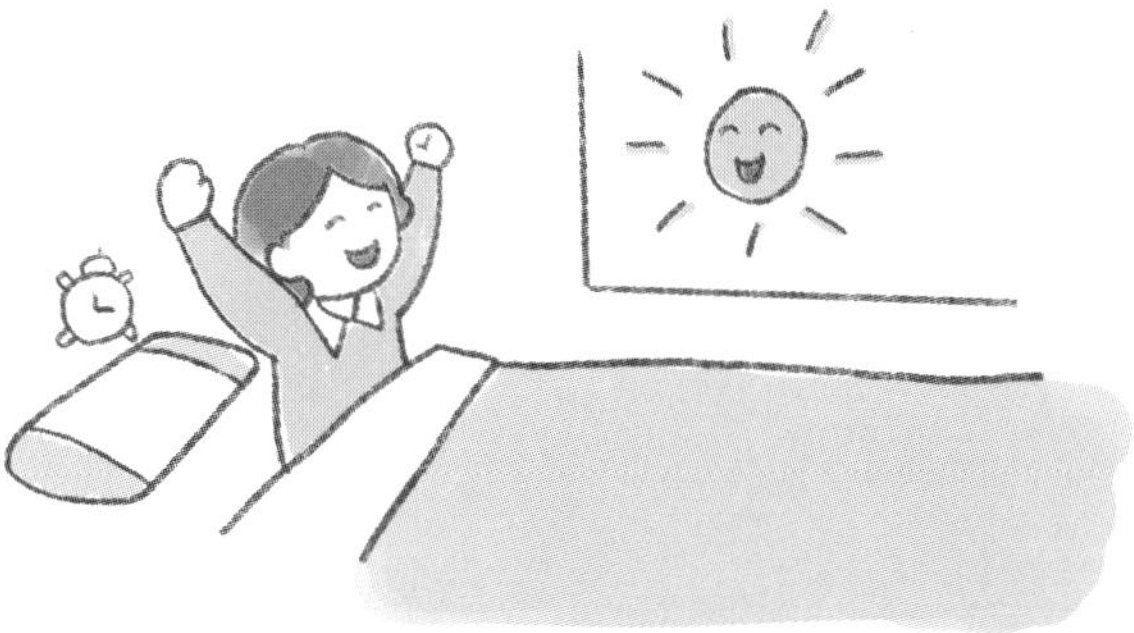

『1日1分押すだけ！　医師が考案した　くすりツボ』もくじ

CHAPTER 1

カラダ中にしあわせを運ぶ「ツボ」と「オキシトシン」の秘密

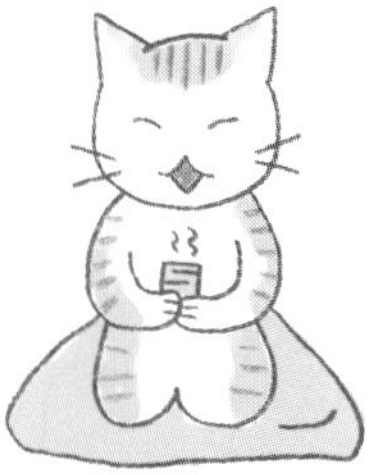

CONTENTS

CHAPTER 2

みるみる健康になる！「5つの神ツボ」をおぼえよう

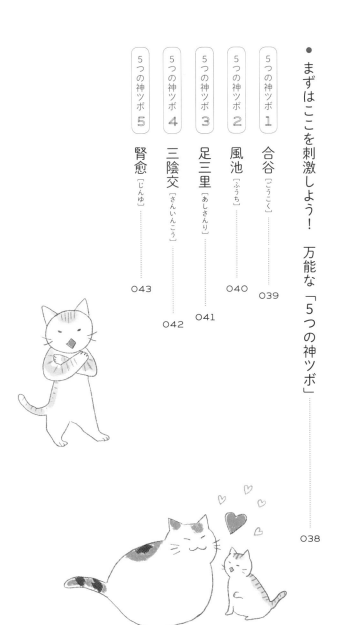

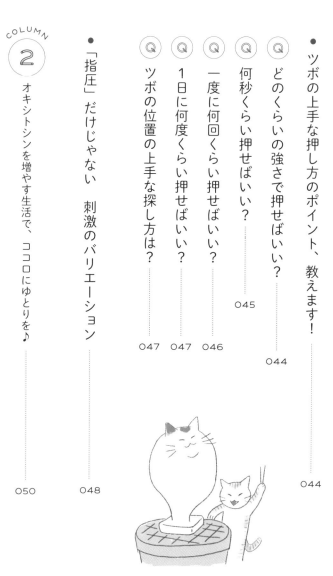

CONTENTS

CHAPTER 3

イライラ、憂うつが元気に!! ココロに効くツボ

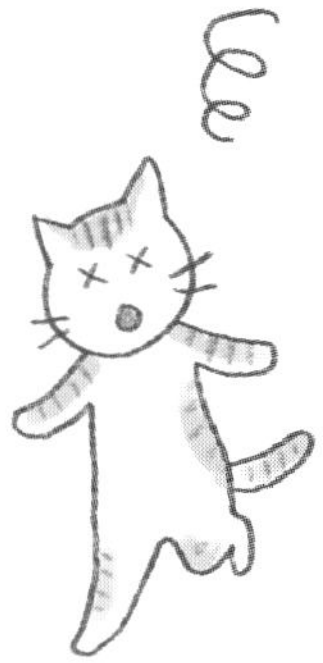

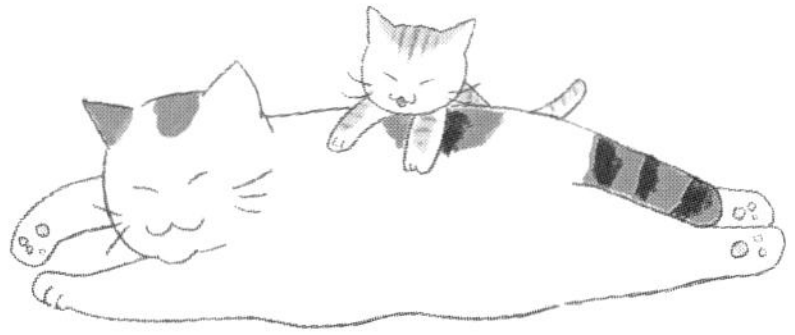

CHAPTER 4

お肌や体型、髪の悩みに 女性にうれしいツボ

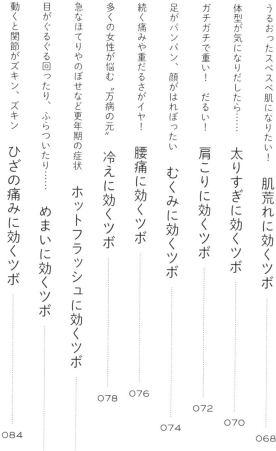

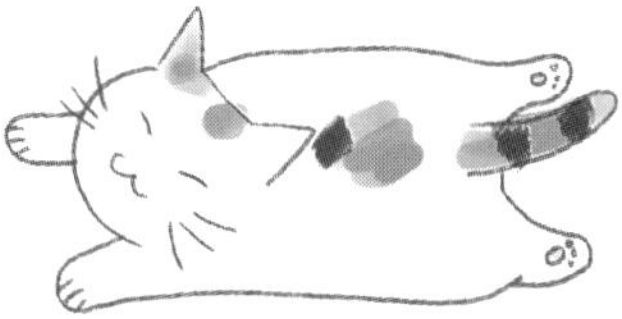

CONTENTS

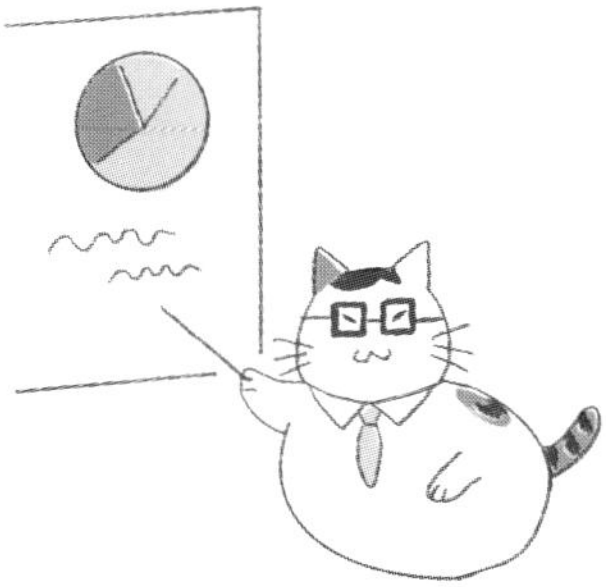

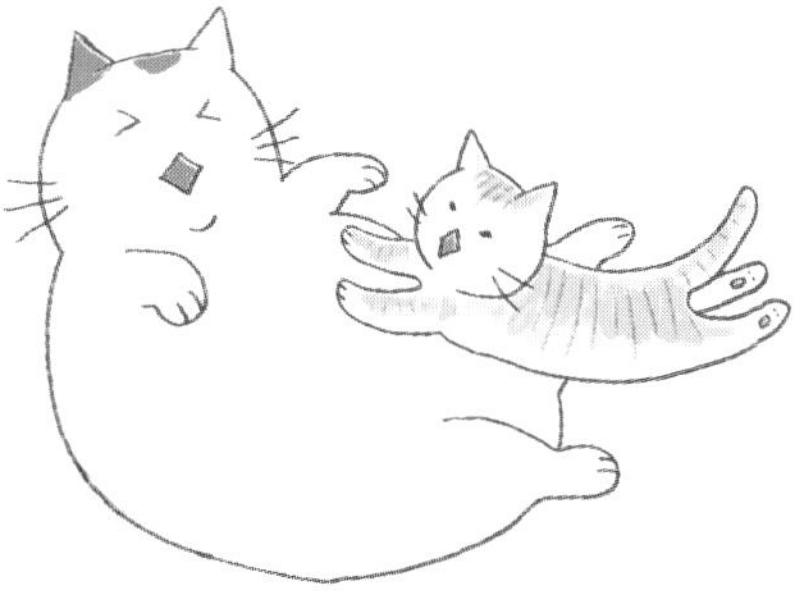

CHAPTER 5

疲れから病気まで いろいろな症状に効くツボ

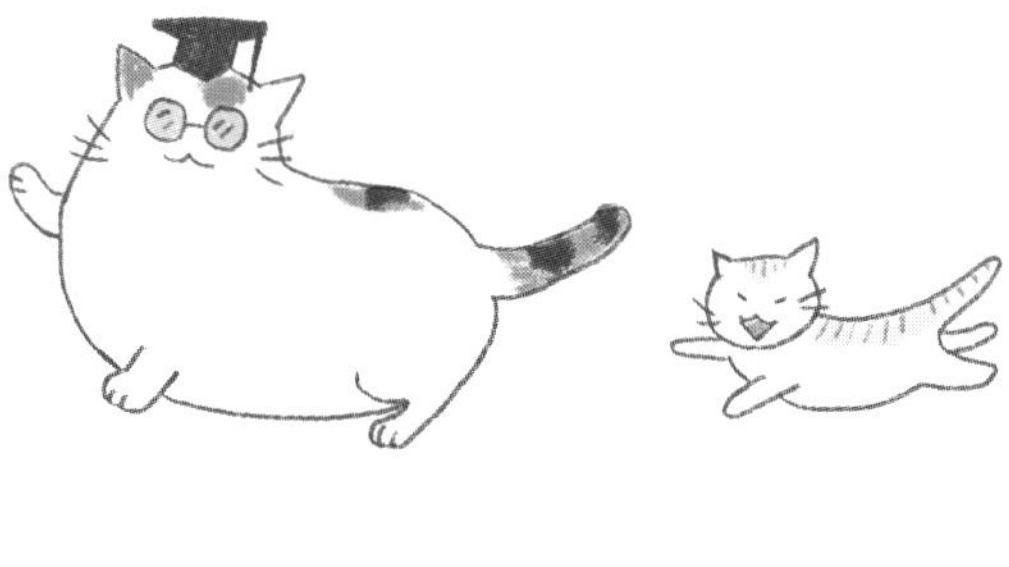

CONTENTS

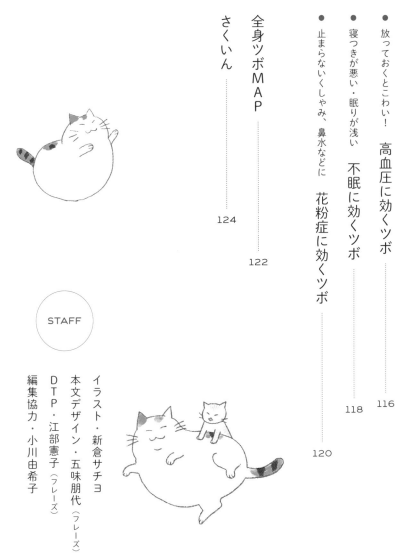

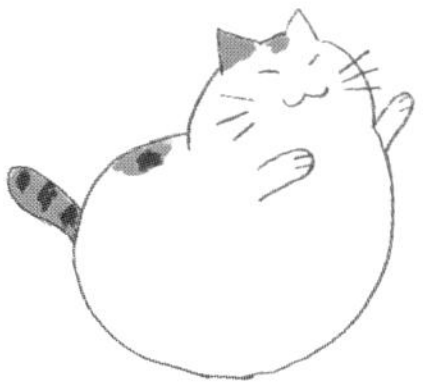

STAFF

イラスト・新倉サチヨ

本文デザイン・五味朋代（フレーズ）

DTP・江部憲子（フレーズ）

編集協力・小川由希子

CHAPTER 1

カラダ中に しあわせを運ぶ 「ツボ」と「オキシトシン」の秘密

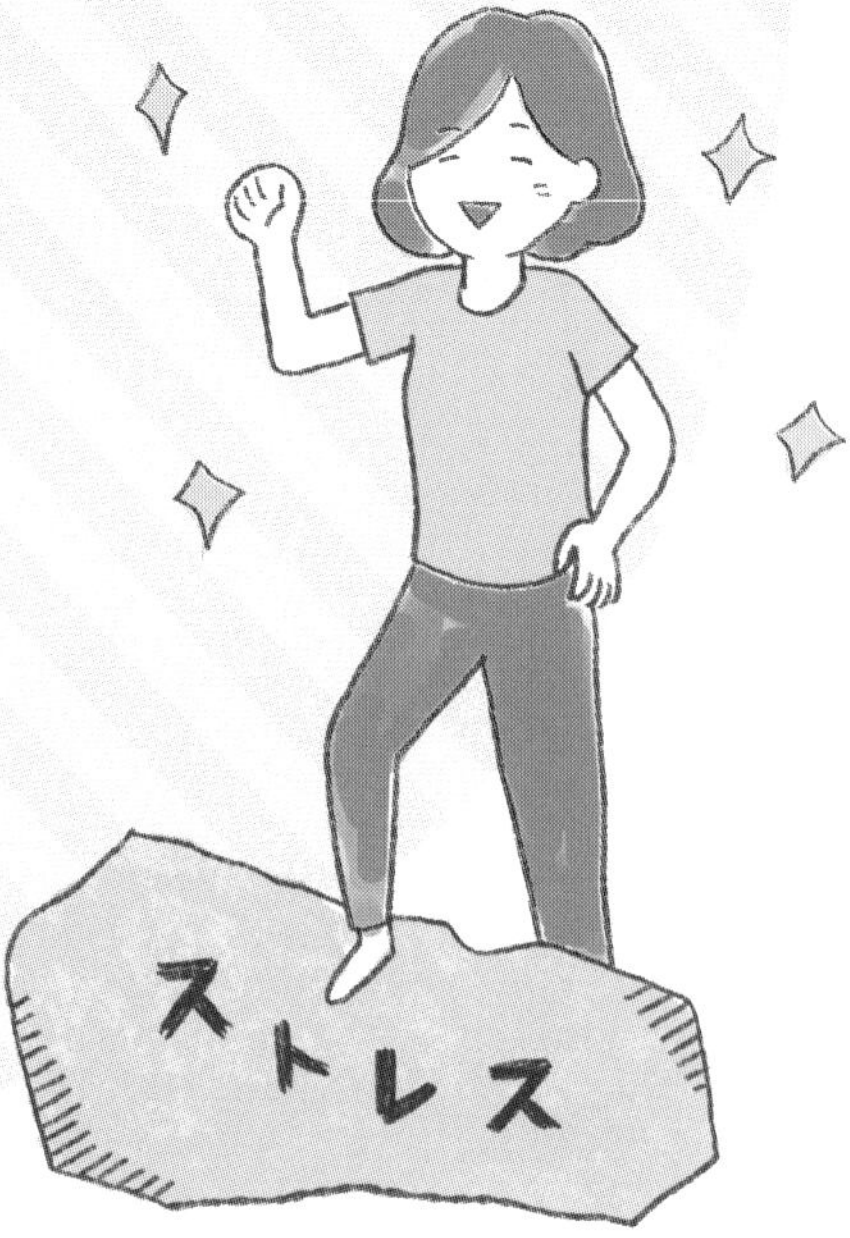

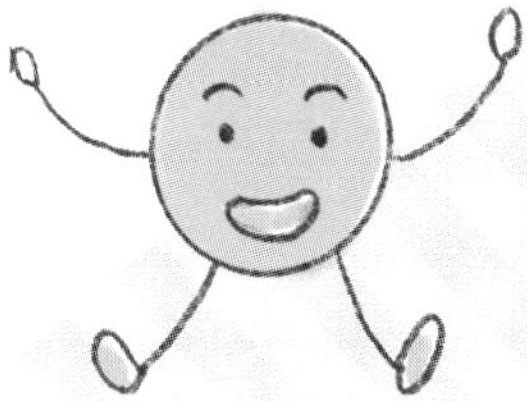

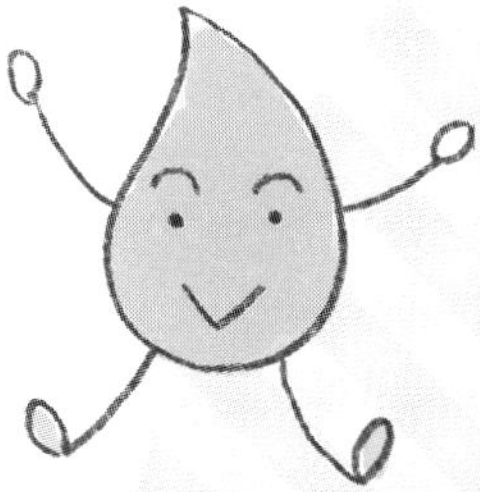

ツボってなんだろう？

「ツボ」と言うと、「押すと気持ちがよくなる場所」「肩こりや腰痛などに効く」など、体の不調を治すところというイメージを持っている人も多いと思います。けれども、ツボを使った治療がなぜ効くのか、知っている人はほとんどいないでしょう。

もともとツボは、中国の伝統医学などから生まれた東洋医学の考え方です。

東洋医学では、私たちの体には生命活動に必要なエネルギー「気」が循環していると考えられています。その気の流れる道は経絡と言われ、おもな経絡は体の左右対称に6つ存在します。そして、この経絡上にあるのがツボです。ツボを刺激すると経絡を通る気の流れが整えられ、心身の調子がよくなると言われています。

けれども、このツボの働きは長い間、科学的に証明されてはいませんでした。現代医学（西洋医学）から見ると、ツボが効くメカニズムはよくわかっていなかったのです。

そこで私は、アメリカのミシガン大学、デューク大学、ウィスコンシン医科大学などで、ツボの効果についての研究を始めました。ツボを使った鍼灸治療の効果やそのメカニズムを調べたのです。

その結果、ツボが心身に与える効果の秘密がわかってきました。その秘密の正体のひとつが、オキシトシンです。**オキシトシンは「しあわせホルモン」などとも言われ、今大注目の物質です。**

ツボを刺激すると、このオキシトシンが分泌され、その作用によって、体のさまざまな不調や痛み、ストレスなどによる心の症状など、ありとあらゆる心身の悩みを改善することがわかったのです。

この本では、オキシトシンによる効果が特に高い５つのツボを紹介します。**この５つのツボを刺激すれば、日ごろ感じる不調のほとんどを改善できます。**

ＷＨＯ（世界保健機関）が認定しているツボは、３６１個もあり、医師や鍼灸師はそのなかから症状に合わせてツボを選択し、治療をしていました。けれども、もう、そんなことをする必要はないのです。

オキシトシンがなぜ、心身の悩みを改善するのか、その具体的な働きや、オキシトシンの分泌をうながす５つのツボについて、このあとくわしくご説明します。

しあわせホルモン「オキシトシン」の正体

私たちの体のなかではさまざまなホルモンがつくられ、体の持つ機能を調整する働きをしています。よく耳にする身近なホルモンと言えば、「女性ホルモン（エストロゲン・プロゲステロン）」があげられるでしょう。この2種類の女性ホルモンがバランスよく分泌されることによって、一定のサイクルで排卵と月経が起こったり、女性らしい丸みのある体やきめ細かい肌が作られたりします。反対に、女性ホルモンの分泌に異常が起これば、月経不順や不妊、肌の老化などの原因になります。

このように、健康や美容に大きな影響を与えるホルモン。その数は、今、発見されているもので100種類以上もあります。そのなかのひとつが、「しあわせホルモン」とも言われるオキシトシンです。ではな

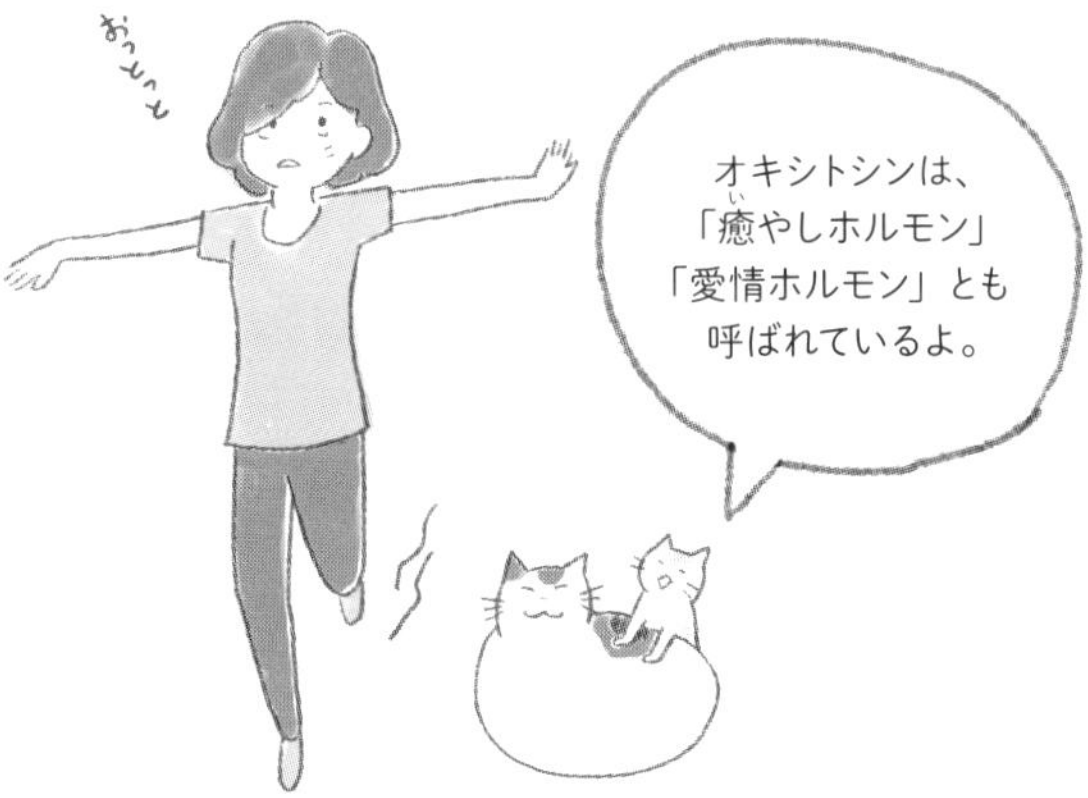
おっとっと
オキシトシンは、「癒《い》やしホルモン」「愛情ホルモン」とも呼ばれているよ。

ぜ、オキシトシンにこのような異名がついたのでしょうか。それは、オキシトシンには安心感や心地よさなど、人をしあわせな気分にする作用があるからです。

オキシトシンはもともと妊娠・出産に関係するホルモンとして知られていました。たとえば、出産のときに子宮を収縮させる作用があり、陣痛を強くする「陣痛促進剤」にも使われています。また、赤ちゃんがおっぱいに吸いついたときに母乳の分泌を促進させ、「母性愛」の元となる物質であると考えられてきました。

ところが最近、**オキシトシンは年齢、性別に関係なく分泌され、ストレスをやわらげて、気持ちを穏やかにする**ことがわかったのです。さらに腰痛や頭痛、便秘、不眠、高血圧など、さまざまな不快な症状を予防・改善する働きも明らかになっています。

オキシトシンは、心も体も元気にして、前向きな気持ちにさせてくれるホルモンなのです。

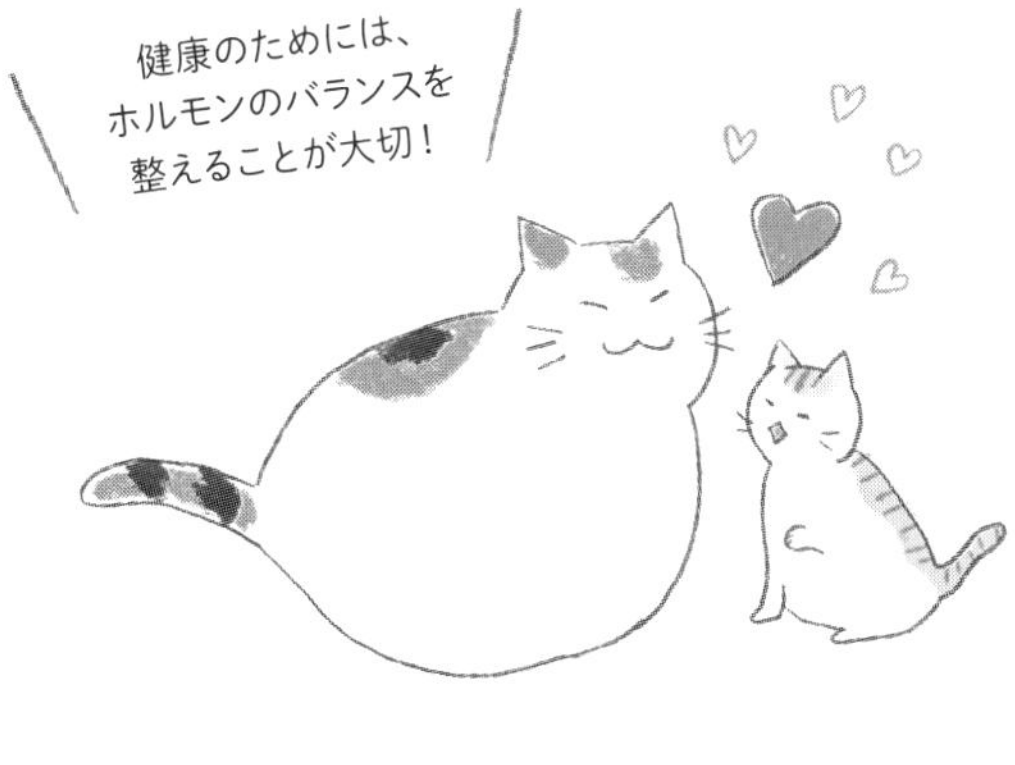
健康のためには、
ホルモンのバランスを
整えることが大切！

オキシトシンで
ストレスフリーな毎日を

では、まずオキシトシンのストレスをやわらげる効果についてご紹介していきましょう。

仕事で残業が続いたり、上司や部下、ママ友などの人間関係に悩んだり、人には誰でもストレスがあるでしょう。それでも、元気に仕事や家事ができる人もいれば、落ち込んだり、食欲がなくなったり心身に影響が出る人もいます。「このようなストレスに対する抵抗力の違いはどこからくるのか」。アメリカで長年ストレスの研究を続けていた私は、そんな疑問を持ちました。そこから発見されたのが、オキシトシンの「抗ストレス作用」です。

人はストレスを感じると、ＣＲＦ（副腎皮質刺激ホルモン放出因《いん》

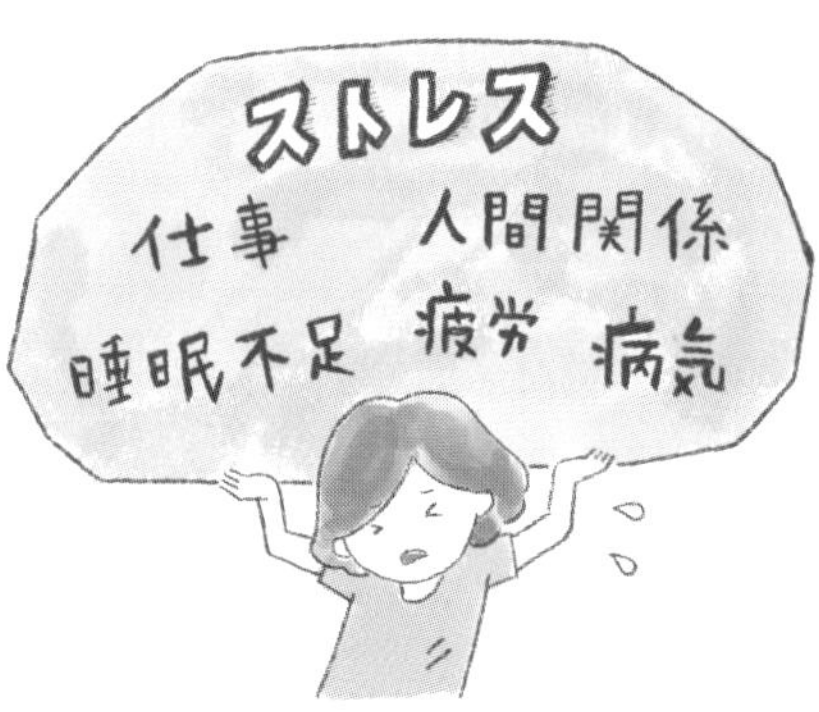

子《し》）というストレスホルモンの分泌が増えます。すると、交感神経（27ページ参照）が働き、心拍数や呼吸数、血圧が上昇して、緊張・興奮状態になります。これは体がストレスに対抗するためです。けれどもストレス状態が続くと、ストレスホルモン（ＣＲＦ）が過剰に分泌され、心臓や胃腸など内臓に負担がかかって調子を崩したり、イライラや落ち込みなどの精神不安を引き起こします。

そこで、重要な役割を務めるのがオキシトシンです。**オキシトシンには、この過剰なストレスホルモンの分泌を抑える働きがあります。**私が行った実験でも、オキシトシンのストレスに対する効果が実証されています。オキシトシンを投与したマウスと、オキシトシンを投与しないマウスを狭い部屋に入れてストレスを与える実験です。後者のマウスには、下痢をしたり、暴れたり、ストレスによる異常が起こりましたが、オキシトシンを投与したマウスには、そういった症状は起こらず、ストレスホルモンが減少していたことがわかりました。

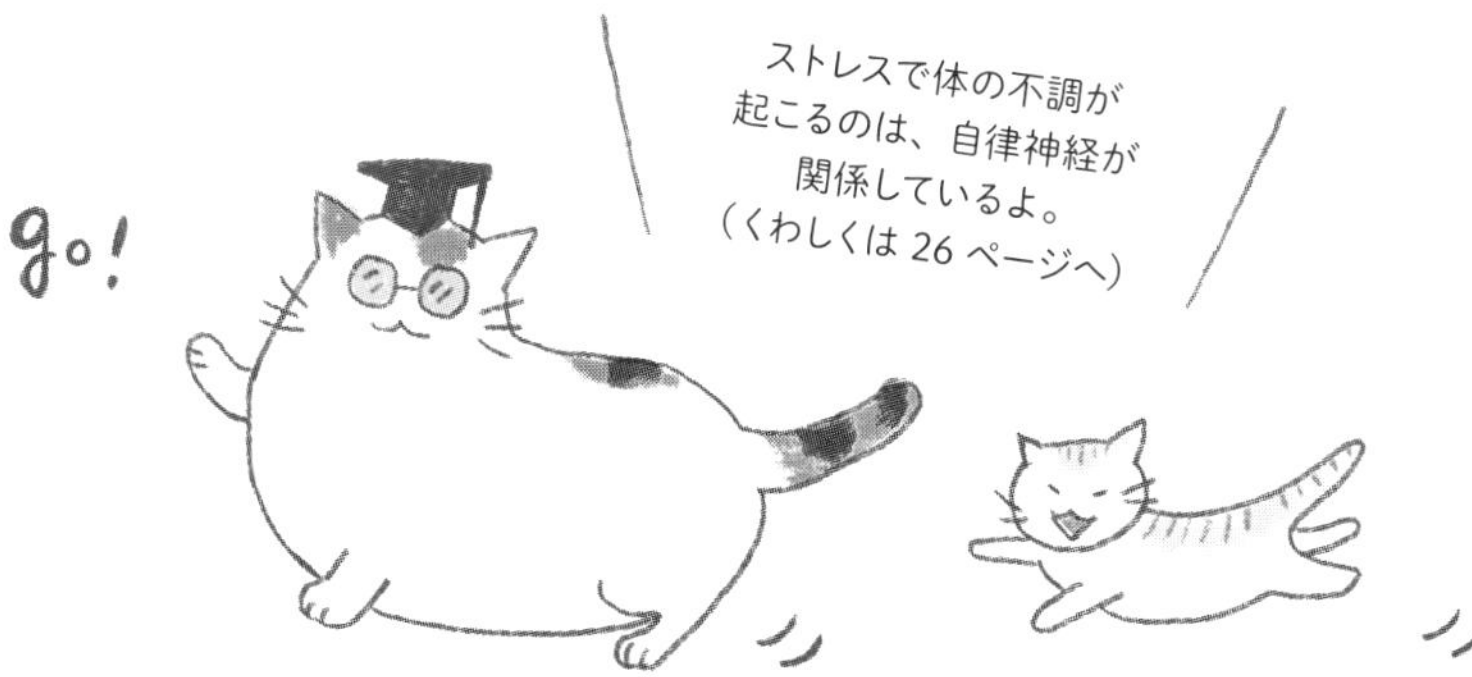
go!
ストレスで体の不調が
起こるのは、自律神経が
関係しているよ。
（くわしくは 26 ページへ）

また、オキシトシンは、セロトニンやドーパミンといった脳内物質（ホルモン）とも関係していることがわかっています。セロトニンも「しあわせホルモン」と呼ばれ、気持ちを落ち着かせて、リラックスさせる働きがあります。

　ドーパミンは、またの名を「やる気ホルモン」と言われ、意欲を高める働きがあります。「楽しい！」「うれしい！」という気持ちや、やる気・集中力を高めてくれます。セロトニンやドーパミンが多い人ほど、ストレスに負けずに、心のバランスを保つことができるのです。

　そして、オキシトシンにはこの２つの物質の分泌を促進する働きがあります。セロトニンやドーパミンが増えると、オキシトシンの分泌がさらに増加。ストレスに対抗するよい循環が生まれます。

　このほか、オキシトシンはＧＡＢＡ（ガンマアミノ酪酸）という神経伝達物質の分泌も促します。ＧＡＢＡにもストレスをやわらげ、興奮した神経を落ち着かせる働きがあります。

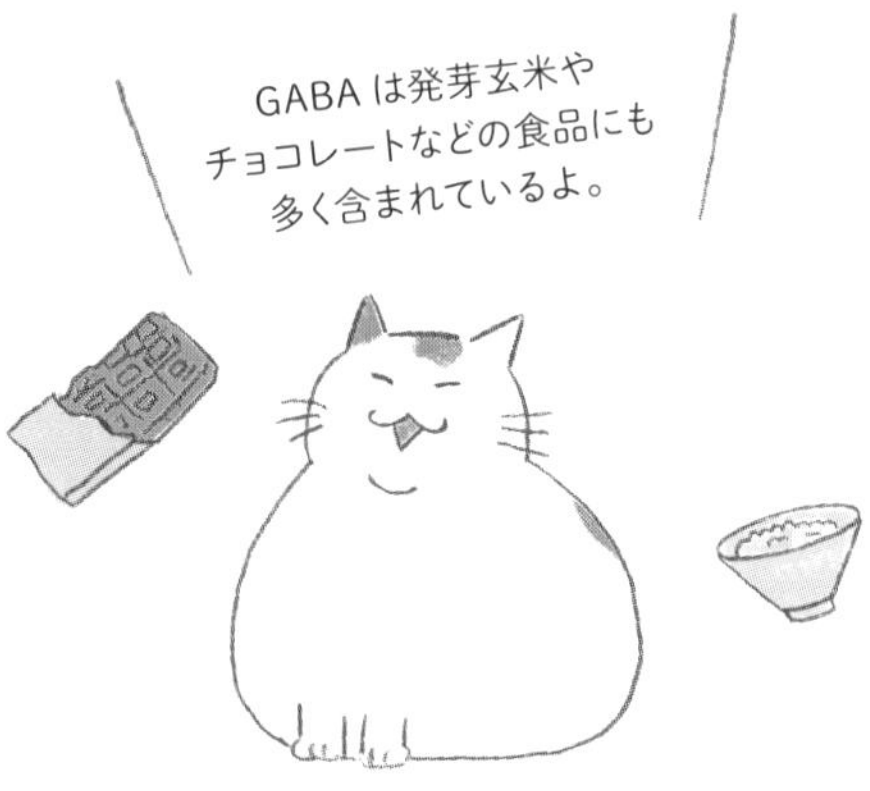
GABAは発芽玄米や
チョコレートなどの食品にも
多く含まれているよ。

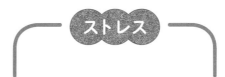

ストレス

オキシトシンが多い

- ●ストレスホルモンの分泌を抑える。
- ●「しあわせホルモン」と言われるセロトニンや「やる気ホルモン」と呼ばれるドーパミンを増やす。
- ●ストレスをやわらげる神経伝達物質のGABAを増やす。

ストレスに強くなる

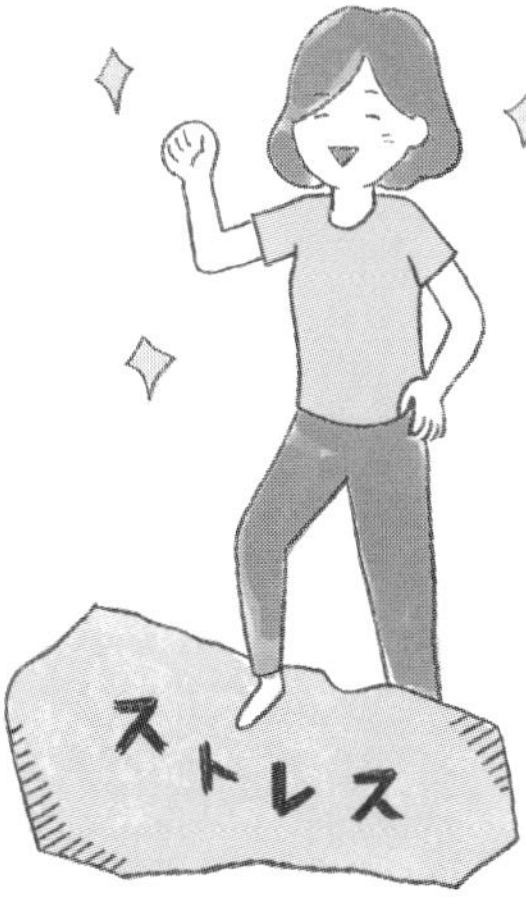

オキシトシンが少ない

×ストレスによって体の調子が悪くなったり、気持ちが不安定になる（胃炎、下痢、高血圧、不眠、イライラ、うつなど）。

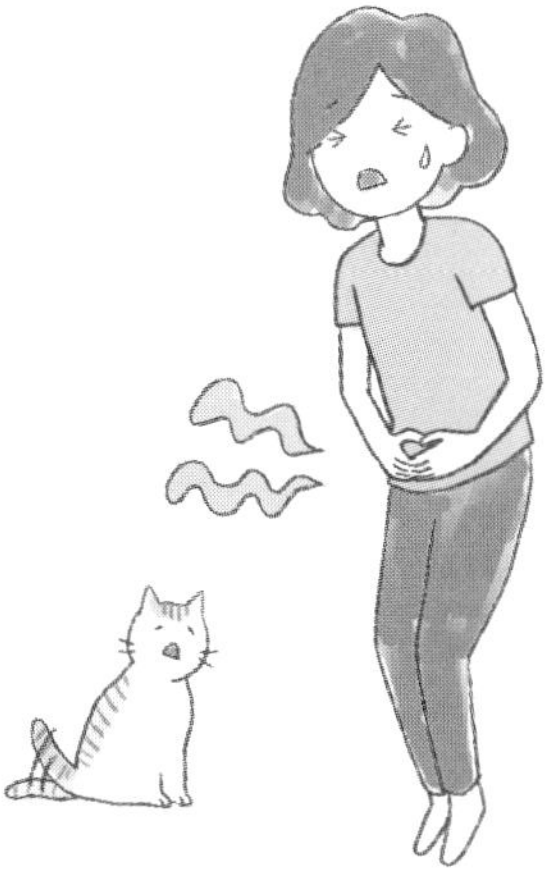

乱れがちな自律神経がスッキリ整う

ストレスを受けると、おなかをこわしたり、胸がドキドキして動悸が激しくなったりすることがあります。このような体調の変化を引き起こす原因のひとつが、「自律神経の乱れ」です。

自律神経とは、無意識のうちに働き、体の機能を調節する神経です。たとえば、私たちは無意識に息を吸う・吐くを繰り返したり、心臓を動かして血液を全身に送り出したりしていますが、これは自律神経の働きです。また食べ物を消化するために胃腸を動かしたり、体温を調節するために汗をかいたりするのも、自律神経によるもの。

このように、呼吸や内臓の働き、体温や血圧の調節などを行っているのが自律神経なのです。

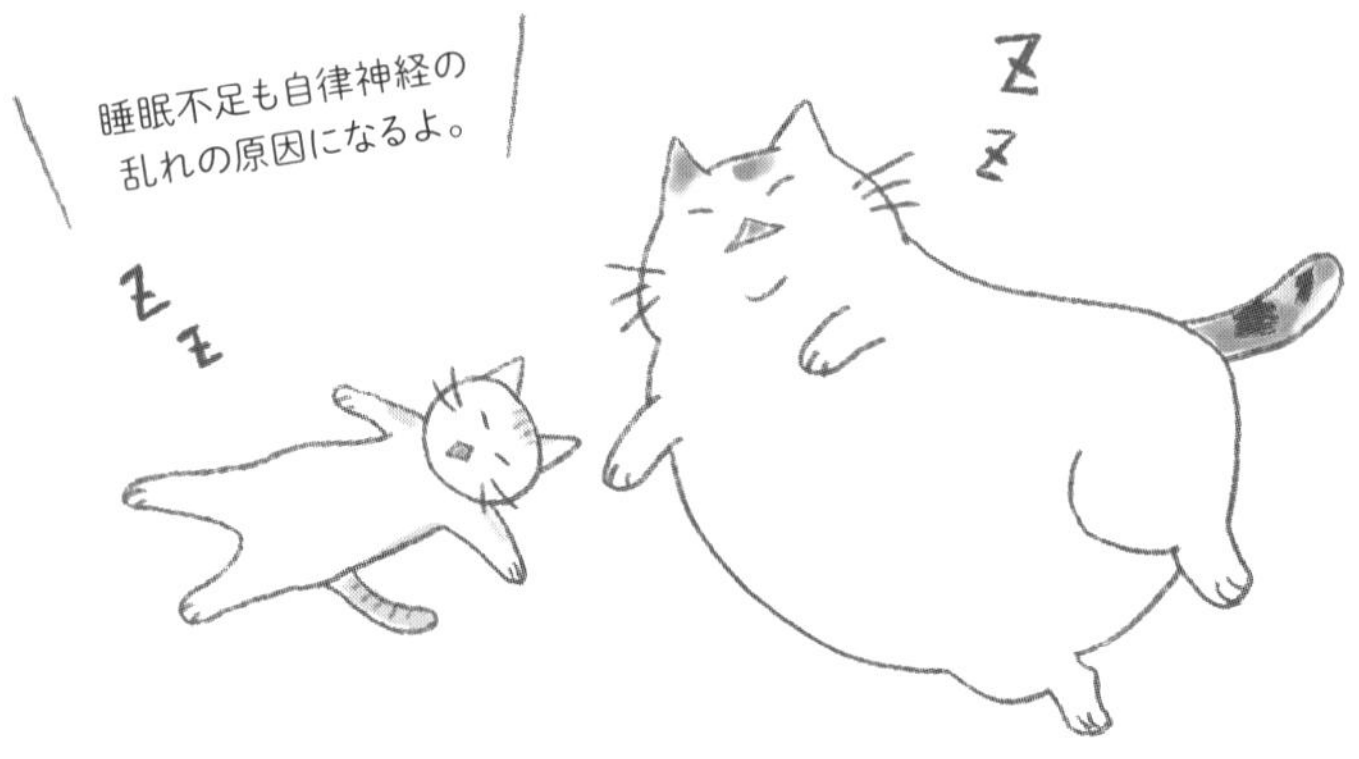
睡眠不足も自律神経の
乱れの原因になるよ。
Z
z
Z
z

この自律神経には、交感神経と副交感神経があります。交感神経はおもに活動しているときに優位に働く神経で、副交感神経は休息しているときに働きます。この2つの神経が交互にバランスよく働いて、体の機能が正常に保たれています。ところが、なんらかの原因で、このバランスが崩れると、体に異常が現れます。

自律神経のバランスを崩す大きな原因となるのがストレスです。ストレスがある間は交感神経が優位な状態が続き、副交感神経がうまく働かなくなってしまうためです。すると、頭痛、高血圧、肩こり、動悸、めまい、下痢・便秘、イライラ、不安感など、全身にさまざまな症状が起こります。

けれども、**オキシトシンが十分に分泌されている人は、ストレスをやわらげる力があるので、自律神経の乱れを防ぐことができます。**ストレスホルモンの過剰な分泌を抑制することで、交感神経の興奮を抑え、副交感神経への切り替えがうまくできるようになるからです。

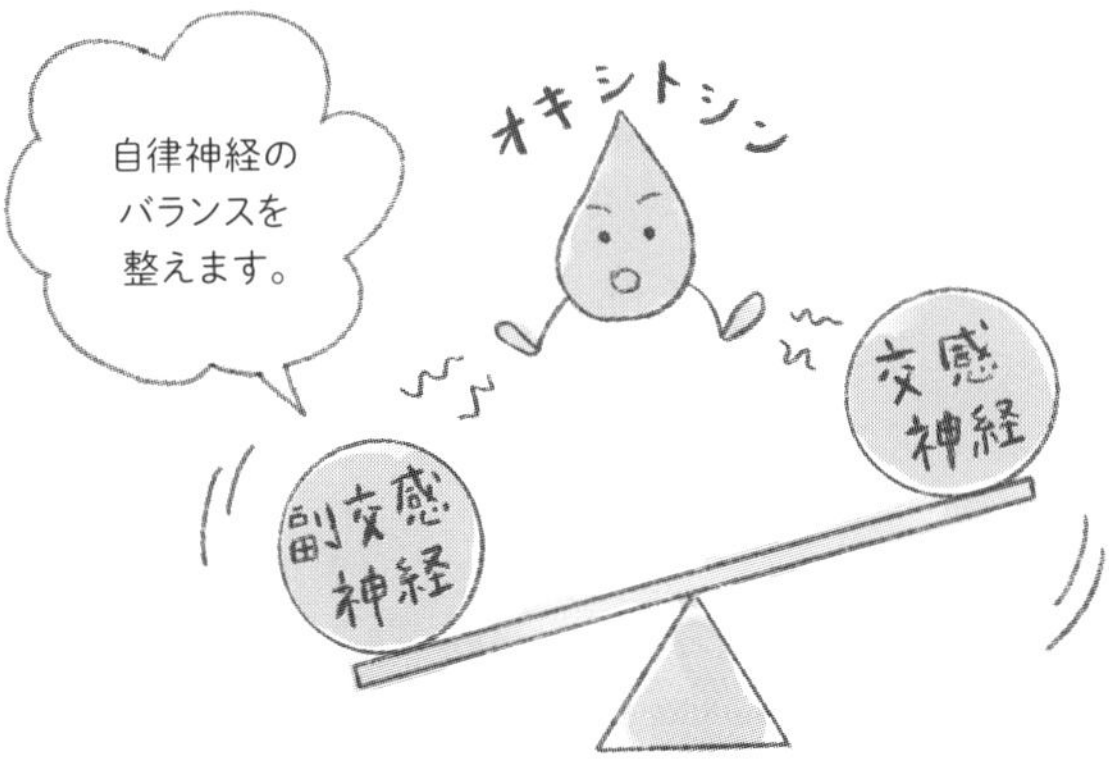

自律神経のバランスを整えます。
オキシトシン
交感神経
副交感神経

ツラ〜イ 体の痛みが消える!?

「痛い」という感覚は、体の異常を知らせる大切なシグナル。たとえば、転んでケガをしたとき、その刺激が末梢《まっしょう》神経から脊髄を通って脳へと伝わり、痛みとして認識されます。

一方で、私たちの体には、自ら痛みをやわらげようとする働きもあります。

痛みを感じ続けるというのは、それだけでストレスですからね。体はちゃんとストレスを避けるようにできているのです。

これは痛みや苦痛を感じたとき、脳のオピオイド神経から分泌されるエンドルフィンという神経物質の作用です。エンドルフィンには鎮《ちん》痛《つう》効果や幸福感を生み出す効果があります。

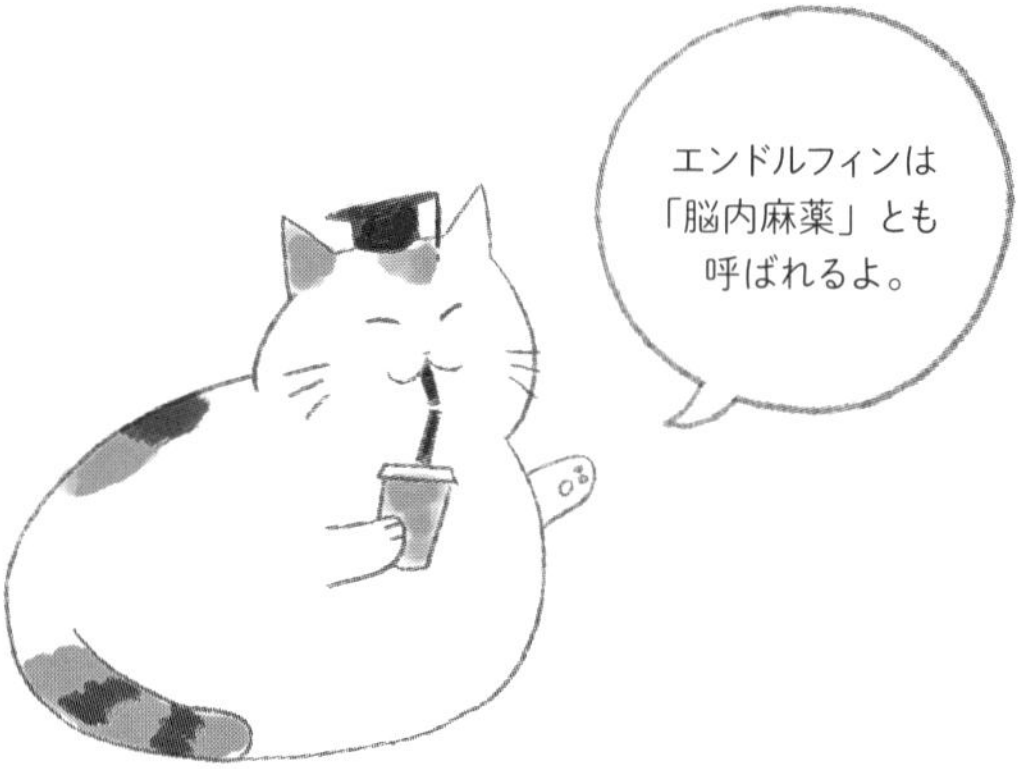
エンドルフィンは
「脳内麻薬」とも
呼ばれるよ。

エンドルフィンの作用として有名なのが「ランナーズハイ」です。長い距離を走って苦しい状態が続くと、エンドルフィンが分泌され、苦痛や痛みがなくなり、陶酔《とうすい》感や高揚《こうよう》感が得られるようになります。

エンドルフィンは、脳や脊髄にある「オピオイド受容体」という痛みに関係するスイッチに結合して、痛みや苦痛をやわらげるのです。その痛みに対する効果は、鎮痛薬として使われる医療用麻薬のモルヒネより数倍も強いと言われています。

オキシトシンには、この強い作用を持つ天然の鎮痛薬のエンドルフィンを増やす働きがあります。

さらに、実はオキシトシン自体にも、鎮痛作用があることがわかっています。

オキシトシンが分泌されるとそれだけで痛みが軽くなり、同時にエンドルフィンの分泌が促進されることでさらに痛みが消えていくというダブルの効果が得られます。

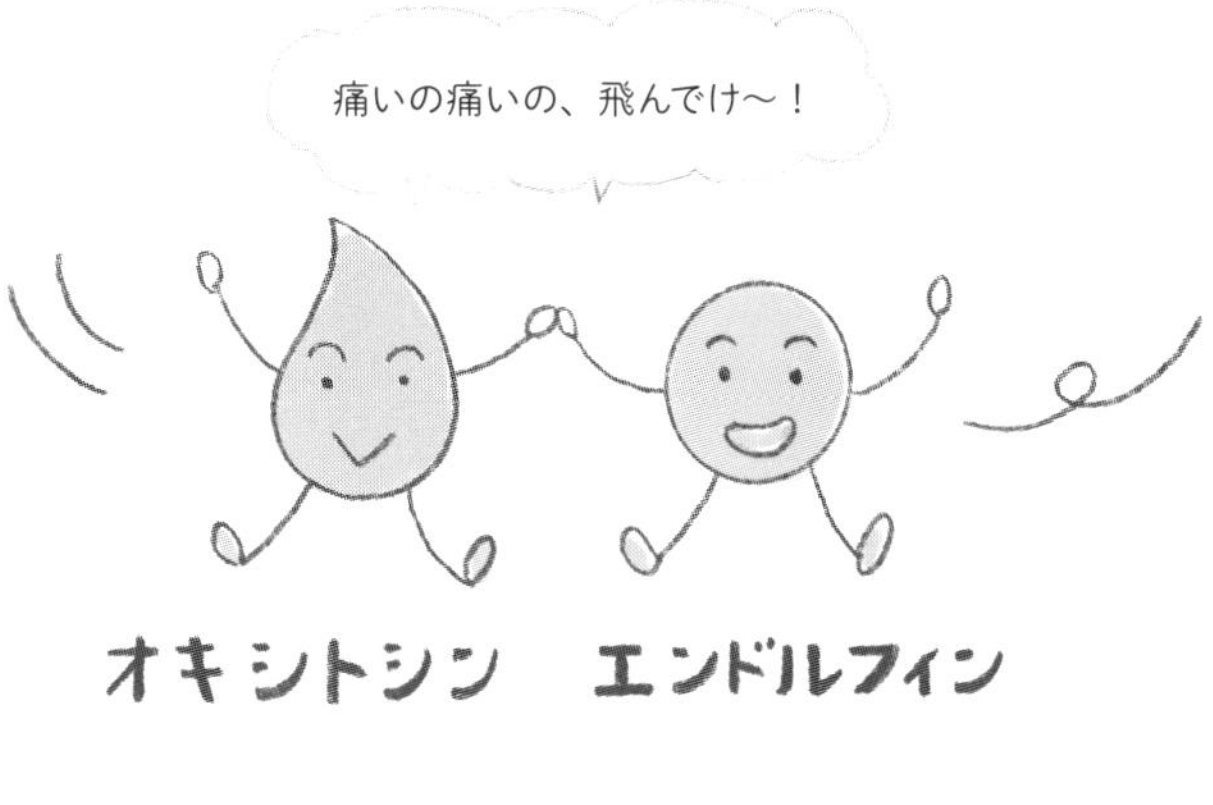
痛いの痛いの、飛んでけ～！
オキシトシン
エンドルフィン

ダイエット&美肌効果でツヤツヤ美人に♪

実は、オキシトシンには、女性にとってうれしい美容効果もあります。そのひとつが「**ダイエット効果**」。

人は、慢性的にストレスがあると、ストレスホルモンの影響で、脂肪をためこもうとします。これもストレスに対する体の防御反応のひとつ。さらに、食欲抑制ホルモンの分泌が低下して食欲が旺盛《おうせい》になります。ストレス解消で、暴飲暴食をしてしまうのはそのため。ストレスがあると太りやすくなるのです。

けれども、これまで説明してきた通り、オキシトシンにはストレスによる影響をやわらげる作用があります。オキシトシンが十分に分泌されていれば、食欲の暴走や脂肪の蓄積が抑えられ、ストレス太りを

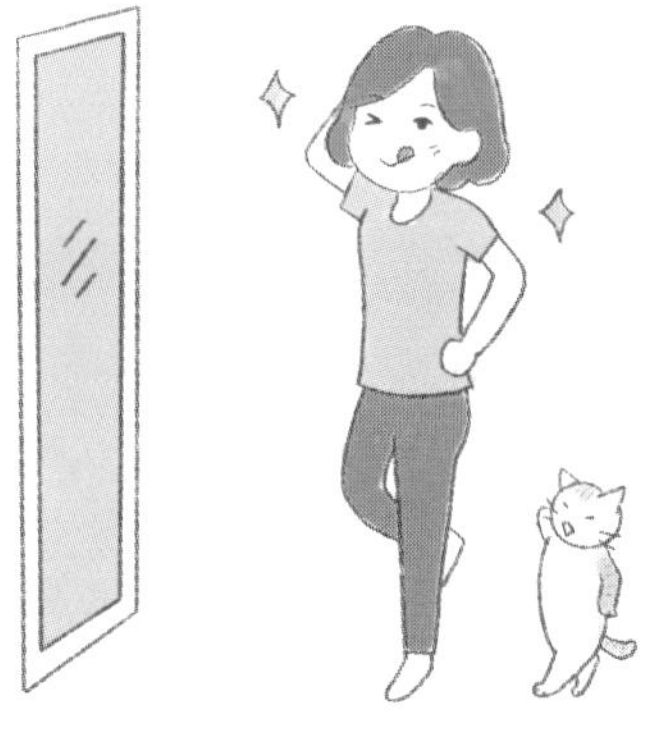

防ぐことができます。

最近のマウスを使った研究では、オキシトシンには食事量や体重、脂肪を減らす働きがあり、体重が重いマウスほどオキシトシン投与の高い効果が得られたことが報告されています。

次に注目したいのが**「美肌効果」**。オキシトシンのストレスに対する作用、自律神経を整える作用は、肌を美しくすることにもつながります。ストレスなどによって自律神経が乱れると、胃腸の働きが悪くなって便秘になったり、ホルモンバランスが崩れたりするため、肌荒れの原因になるからです。

化粧品メーカーが行っている研究では、「オキシトシンに肌の新陳代謝を活発にする働きがある」「オキシトシンが多い人のほうが肌のキメが整っている」といった結果が出ています。

オキシトシンを増やせば、体型にも、肌にもうれしい変化が起こるはずです！

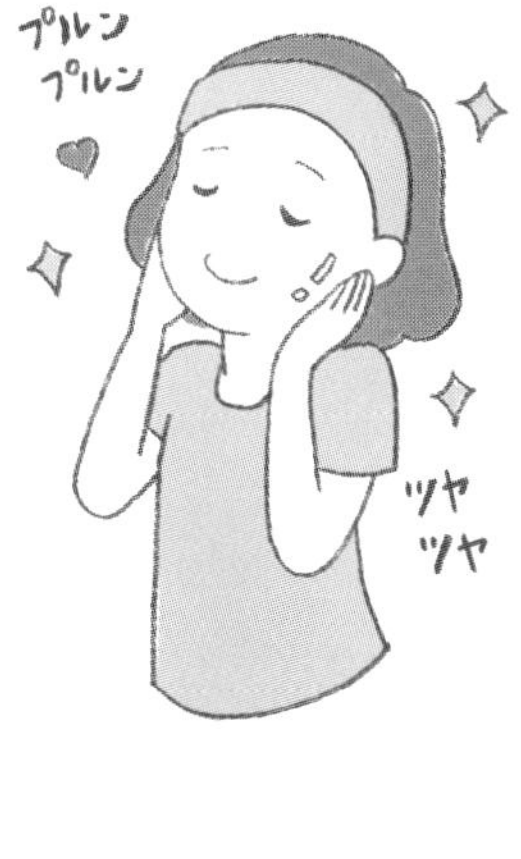

ツボ押しで オキシトシンを増やそう

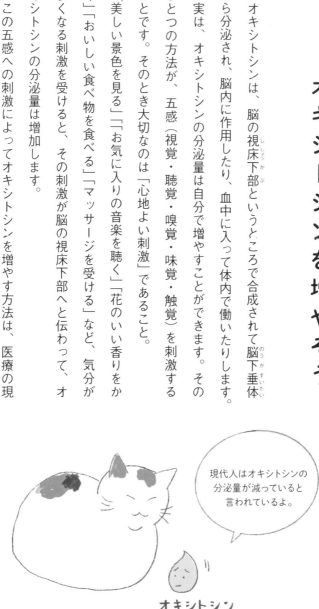

オキシトシンは、脳の視床下部《ししょうかぶ》というところで合成されて脳下垂体《のうかすいたい》から分泌され、脳内に作用したり、血中に入って体内で働いたりします。

実は、オキシトシンの分泌量は自分で増やすことができます。そのひとつの方法が、五感（視覚・聴覚・嗅覚・味覚・触覚）を刺激することです。そのとき大切なのは「心地よい刺激」であること。

「美しい景色を見る」「お気に入りの音楽を聴く」「花のいい香りをかぐ」「おいしい食べ物を食べる」「マッサージを受ける」など、気分がよくなる刺激を受けると、その刺激が脳の視床下部へと伝わって、オキシトシンの分泌量は増加します。

この五感への刺激によってオキシトシンを増やす方法は、医療の現

現代人はオキシトシンの分泌量が減っていると言われているよ。

場でも積極的に導入されていて、私のクリニックでもさまざまな方法を取り入れています。そのひとつが「鍼《はり》治療」です。鍼治療とは、体の調子を整える働きがあると考えられている「ツボ」に、細い鍼を刺して刺激して、さまざまな症状をやわらげる治療法です。

皮膚への刺激はオキシトシンの分泌を増やしますが、ツボ周辺を刺激すると、その効果はさらに高くなります。なぜなら、西洋医学的にみると、ツボは多くの知覚神経が集まっている場所だからです。そこに鍼を刺すと、脳に強く作用するので、効率的にオキシトシンを増やすことができます。実際、うつ病やアトピー、不眠などの患者さんの治療で効果を上げています。

とは言え、鍼治療は自分ではできませんよね。でも心配ご無用です。鍼ではなく、指で押す方法でも、オキシトシンの分泌を増やすことができます。ツボ押しならば、場所や時間を選ばず、手軽にできるのでおすすめです！

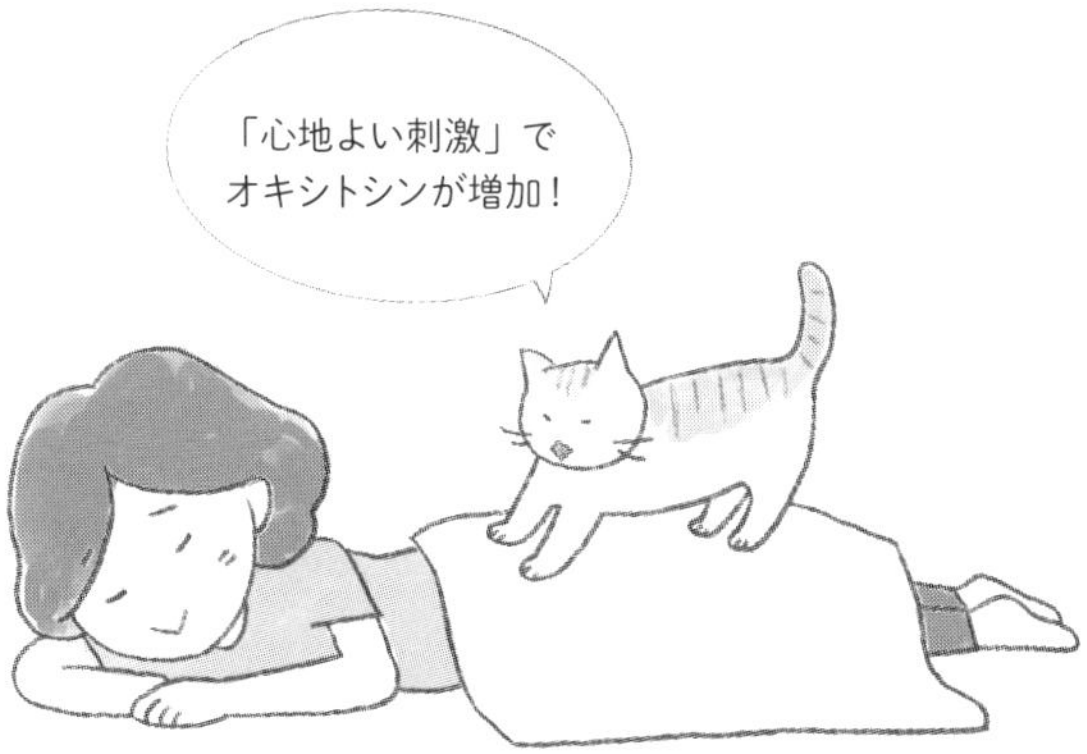
「心地よい刺激」で
オキシトシンが増加！

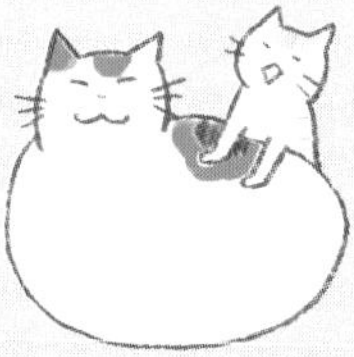

ふれあいと言っても、直接的な、肌と肌との触れ合いだけを指すのではありません。人と見つめ合ったり、言葉をかわしたりしたとき、あるいは人を思いやったりするだけでも、オキシトシンの分泌が増えることがわかっています。

たとえば、次のようなことを実践してみるとよいでしょう。

●パートナーや友人と、お互いにマッサージをする
●何事にも感謝して、「ありがとう」を伝える
●人から「ありがとう」をもらえるように、「一日一善」を心がける
●部下や同僚、友だちのいいところを見つけて、ほめる
●家族や仲間と食事をする機会を増やす
●ボランティアに参加する

とは言え、人との交流が大切だからと、無理して苦手な人と関わる必要はありません。ストレスを感じるような関係は逆効果です。心がけてほしいのは、相手に対して愛情が感じられるお付き合いを大切にすること。「楽しい」「心地よい」と思えるような人間関係を築いていきましょう。

COLUMN 1

オキシトシンを増やしたいなら“ふれあい”がとっても大切

世界には「ブルー・ゾーン（青い地域）」と言われる場所があります。これは90歳を超えた人たちが、かくしゃくと元気に生活しているような、長寿者が多い地域を指します。イタリアのサルデーニャ島、日本の沖縄、アメリカのロマリンダ、コスタリカのニコヤ半島、ギリシャのイカリア島などです。これら長寿の村には、いくつかの共通点があります。それが、「毎日体を動かす」「健康的な食生活」「タバコを吸わない」「昼寝をする」、そして「まわりの人と積極的に交流する」ということです。

人とすすんで交流すると、なぜ、健康長寿につながるのでしょうか。その理由のひとつと考えられるのがオキシトシンです。

「しあわせホルモン」のオキシトシンは、別名・愛情ホルモンとも言われていて、人との交流のなかで愛情を受けたり、誰かに愛情を与えたりすると、体内にたくさん分泌されます。

あなたも親しい人と手をつないだり、ハグをしたりしたとき、心地よさや安心感を感じますよね。それが、オキシトシンが分泌されたサインです。オキシトシンを増やして健康になりたいなら、人とのふれあいを大切にしましょう。

CHAPTER 2

みるみる健康になる！「5つの神ツボ」をおぼえよう

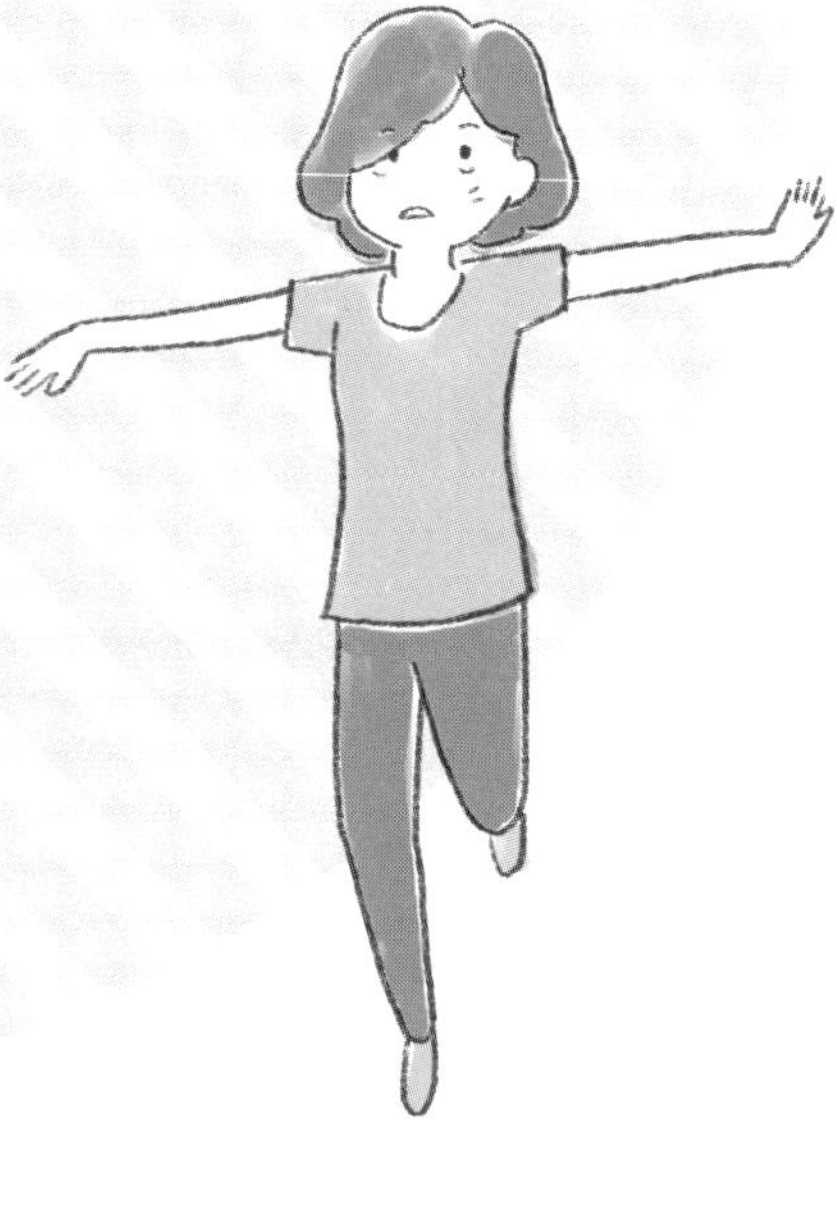

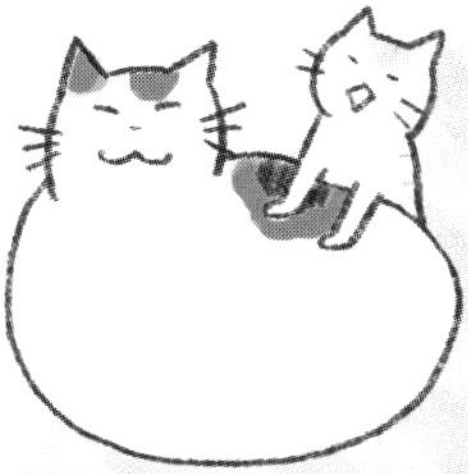

まずはここを刺激しよう！万能な「5つの神ツボ」

ツボは全身に約361個もあると言われ、「便秘に効くツボ」「肩こりに効くツボ」「月経痛に効くツボ」などそれぞれに効能があります。けれどもそのなかに「オキシトシンを増やすツボ」があるわけではありません。実はどのツボを押しても、「気持ちいいな〜」と感じれば、オキシトシンは分泌されるのです。

ここでは特に、「とりあえずこのツボを押しておけば安心！」という万能な「5つの神ツボ」をご紹介します。それが「合谷《ごうこく》」「風池《ふうち》」「足三里《あしさんり》」「三陰交《さんいんこう》」「腎兪《じんゆ》」です。この5つのツボを刺激すれば、女性に起こりがちな全身の不調を改善できますし、オキシトシンの分泌量も増やせます。

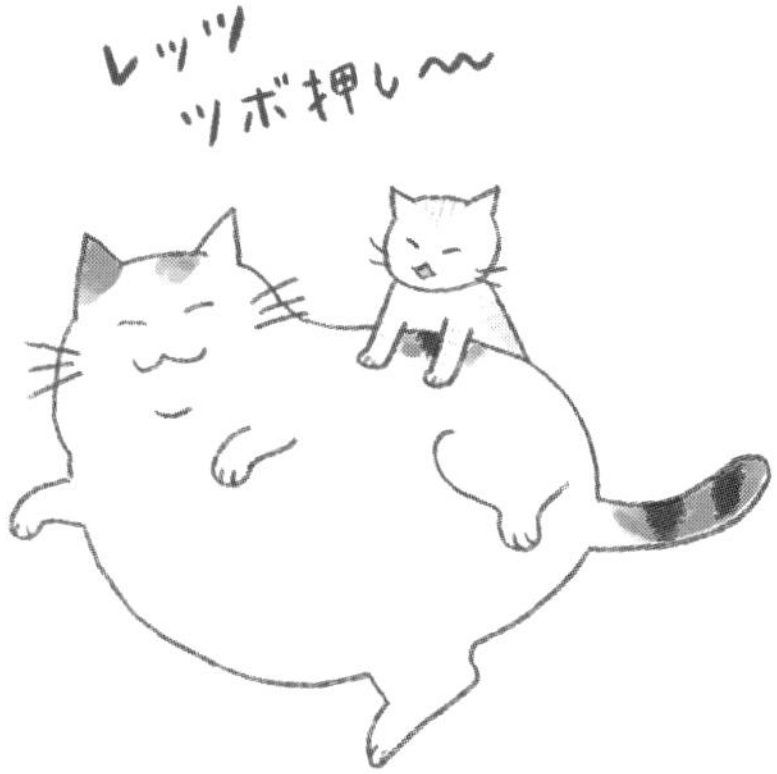

5つの神ツボ 1　合谷 ［ごうこく］

ツボのなかでもとくに、たくさんの知覚神経が集まっている場所で、脳に刺激が伝わりやすいツボと言われます。古くから、頭痛や疲れ目、肩こりなど上半身の症状によく効くことで知られています。

こんな症状に効く！ ›››

- 頭痛
- 疲れ目
- 歯の痛み
- 鼻水
- のどの痛み
- 肩こり
- 手の冷え
- 疲れ
- ストレス

見つけ方 ›››

手の甲側で、親指と人差し指の骨が交わったところ、やや人差し指側にある。

POINT!

親指と人差し指を開いたとき、少しくぼんだところがツボ。

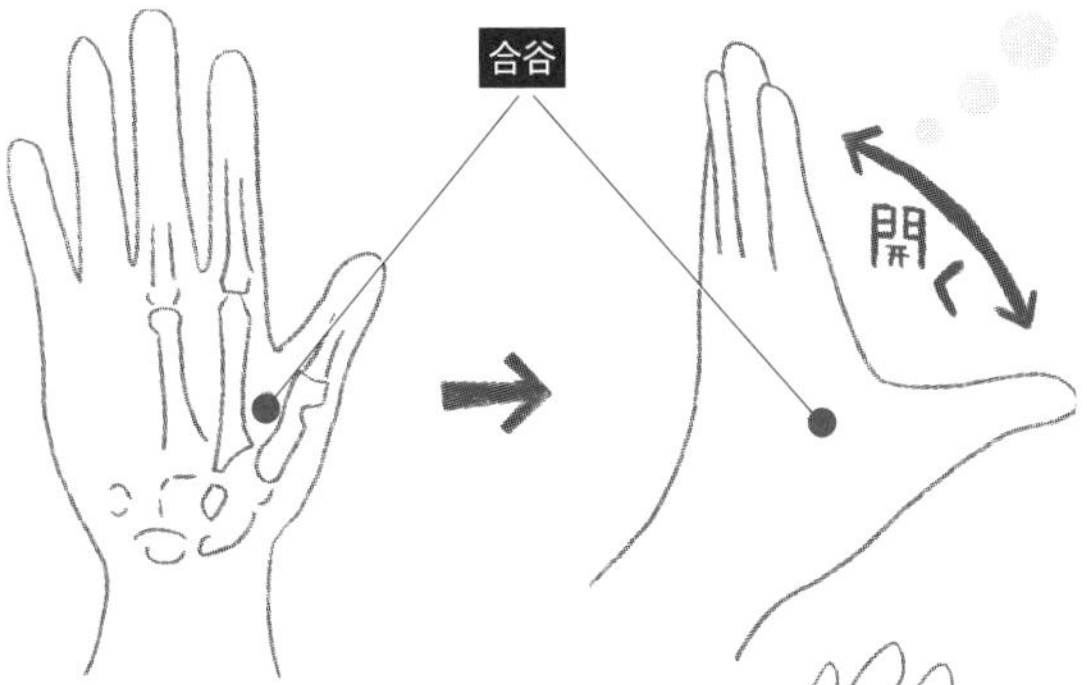

刺激のしかた ›››

親指と人差し指で、ツボがある指のまたの部分をはさむようにして押す。小さな円をぐるぐると描くようにほぐしてもOK!

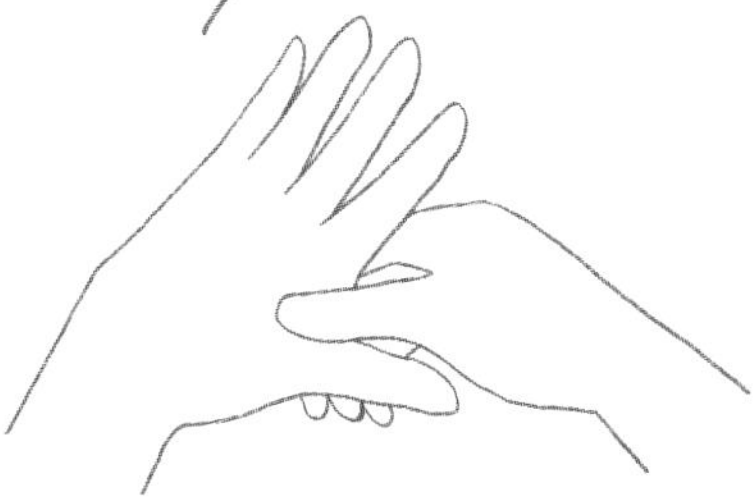

5つの神ツボ 2

風池［ふうち］

風池のある後頭部と首の境目あたりには、自律神経の中枢「延髄《えんずい》」があるため、風池を刺激すると強い自律神経調節作用が期待できます。また、首の筋肉の緊張をゆるめて、血行をよくする効果もあります。

こんな症状に効く！ ＞＞＞

- 頭痛
- 首こり
- 肩こり
- めまい
- 耳鳴り
- 疲れ目
- 風邪の症状
- 眠気
- 高血圧

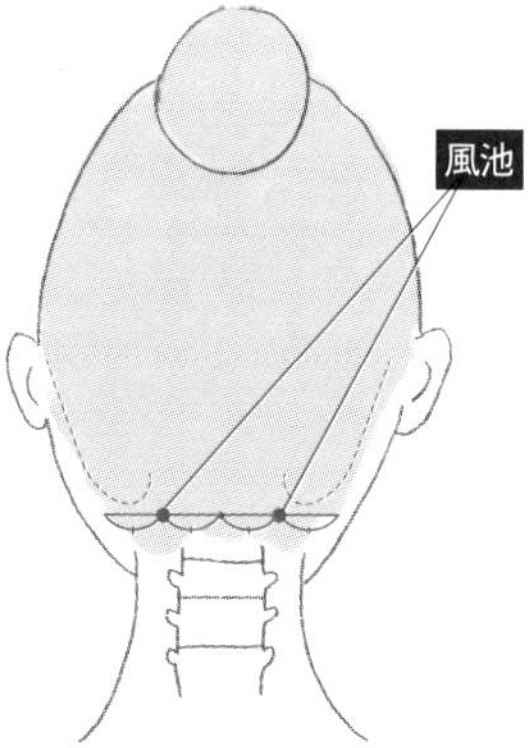

見つけ方 ＞＞＞

首の後頭部の境目にあるくぼみと、耳たぶの後ろの骨の出っぱりの下端を結んだ線の中間、生え際にあるくぼみ。

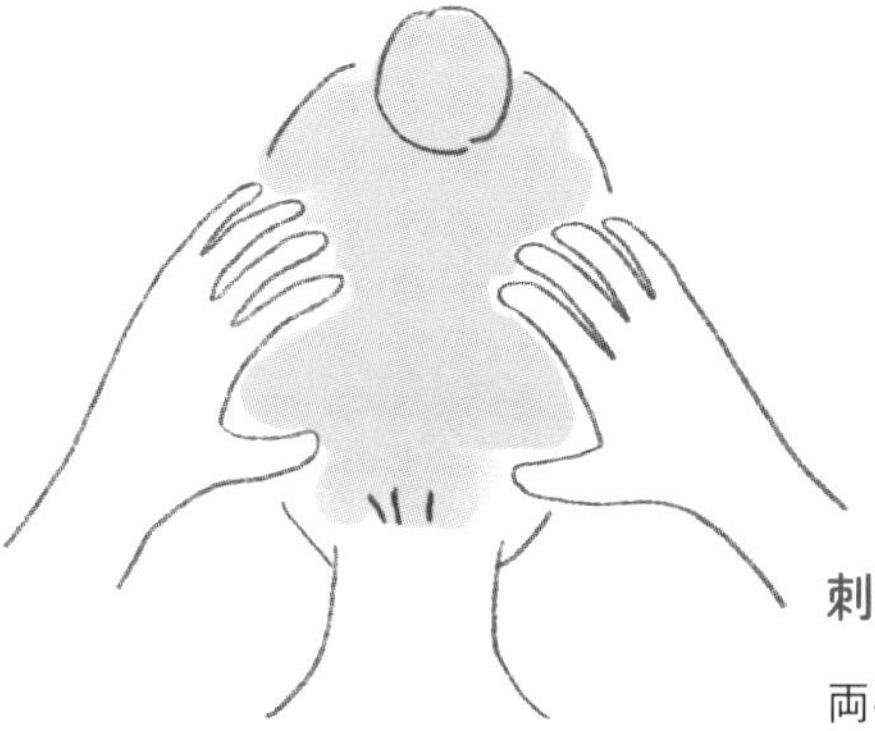

POINT!

軽くあごを上げると、親指に力が入りやすくなります！

刺激のしかた ＞＞＞

両手の親指をツボに当て、そのほかの指で後頭部を支えるようにして押す。

5つの神ツボ 3 足三里 ［あしさんり］

脊髄を通して消化器系につながっているツボで、胃腸の調子を整える効果があります。松尾《まつお》芭蕉《ばしょう》も旅の途中、疲れを癒やすために足三里にお灸を据えていたそうで、「健脚のツボ」としても知られます。

こんな症状に効く！ ›››

- 胃もたれ
- 食欲不振
- 下痢
- 足のむくみ
- 足の疲れ
- 全身の疲れ

見つけ方 ›››

ひざの皿の下、足の小指側にあるへこみに人差し指を当てたとき、小指の先が当たるあたりで、一番くぼんでいる場所にある。

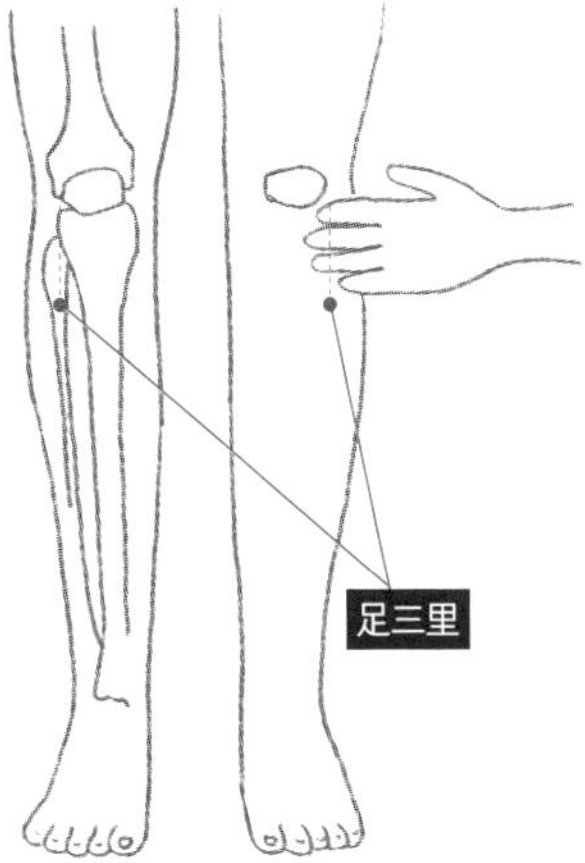

刺激のしかた ›››

左右の親指をツボに当て、両手でふくらはぎをつかむようにして押す。

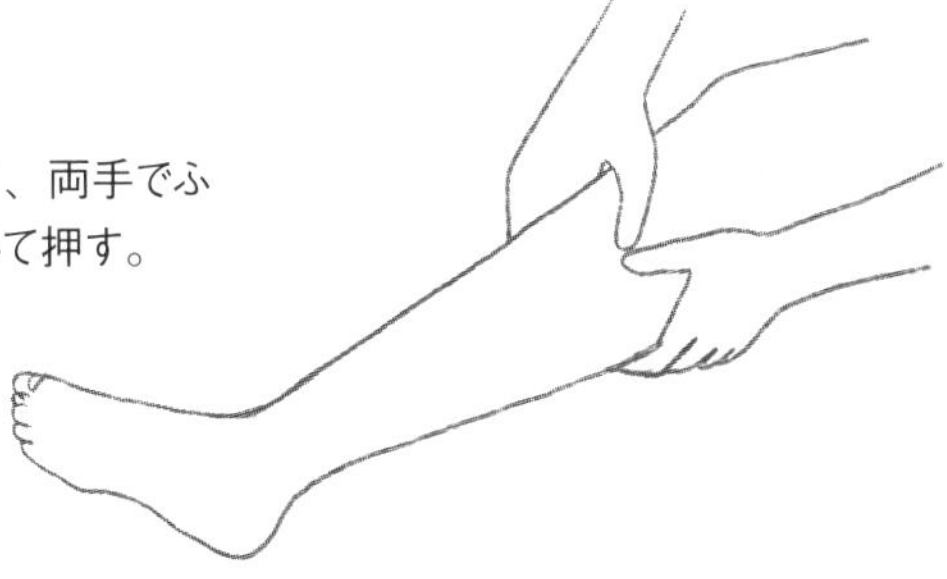

5つの神ツボ 4 三陰交〔さんいんこう〕

三陰交は脊髄を介して子宮や卵巣とつながっており、とくに婦人科系の症状によく効くツボとして有名です。全身の血行をよくするため、むくみや冷えなどにも効果があり、さまざまな女性の悩みに効果があります。

こんな症状に効く！ ›››
●月経痛 ●月経不順 ●のぼせ ●不妊
●冷え性 ●足のむくみ ●下痢・便秘 など

見つけ方 ›››

内くるぶしの一番高いところから指４本分のところ、すねの骨の際にある。

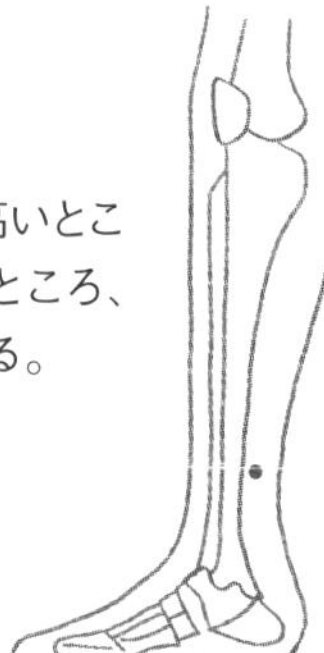

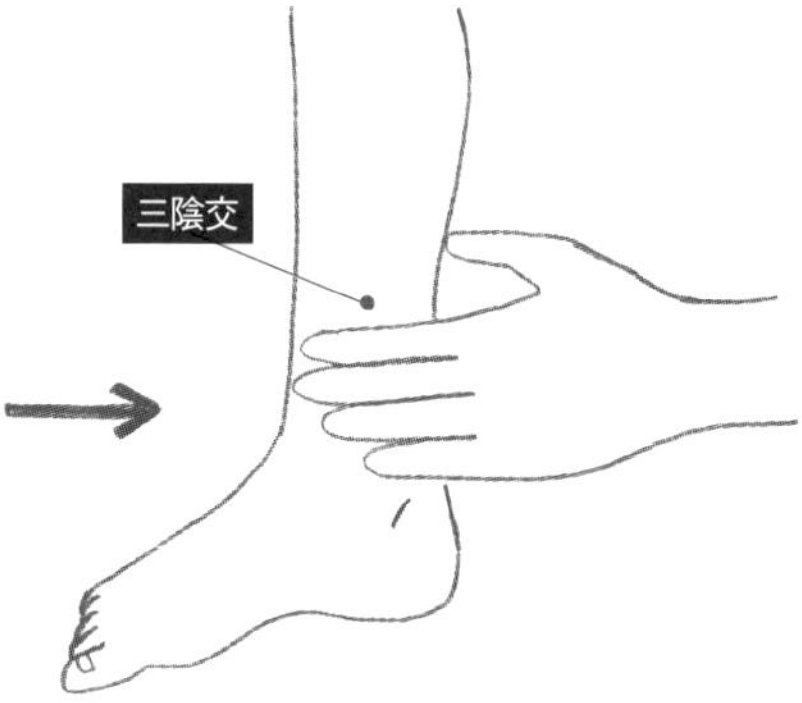

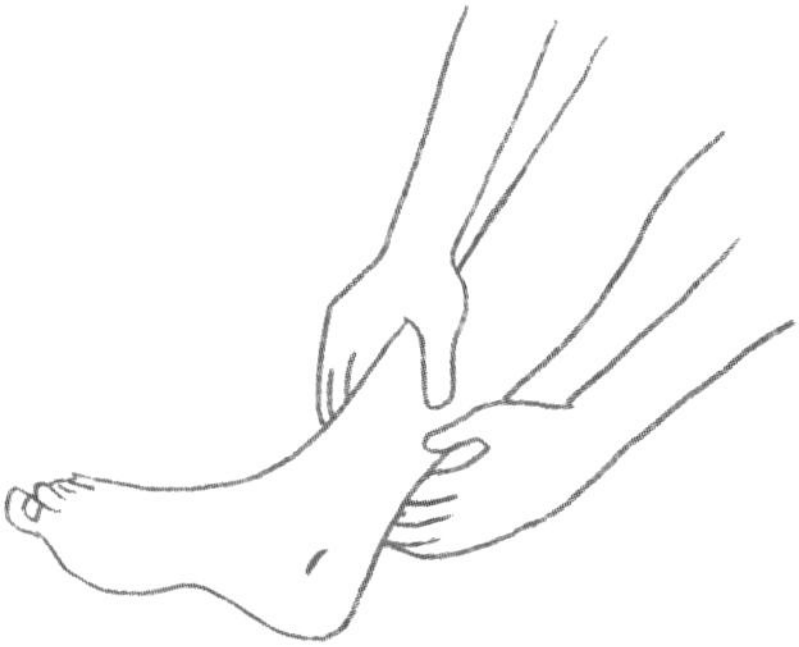

刺激のしかた ›››

左右の親指をツボに当て、両手で足をつかむようにして押す。

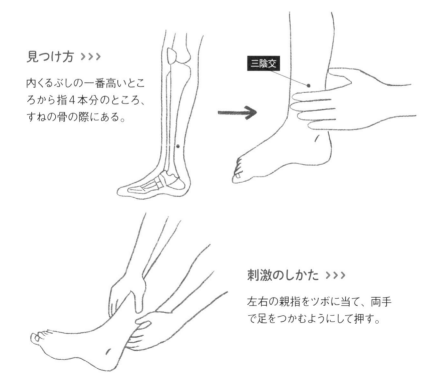

5つの神ツボ 5　腎兪［じんゆ］

その名の通り、腎臓に関係するツボ。腎臓に近い位置にあり、刺激すると腎臓の働きをよくする効果があります。そのため、頻尿や尿もれなどを改善します。腰にあるツボなので、腰痛や胃痛などにも効きます。

こんな症状に効く！ ＞＞＞

●頻尿　●尿もれ　●腰痛　●胃痛
●胃もたれ　●耳鳴り　●疲れ　●むくみ　など

見つけ方 ＞＞＞

ウエストの一番細くなっている高さで、背骨から指2本分のところ。

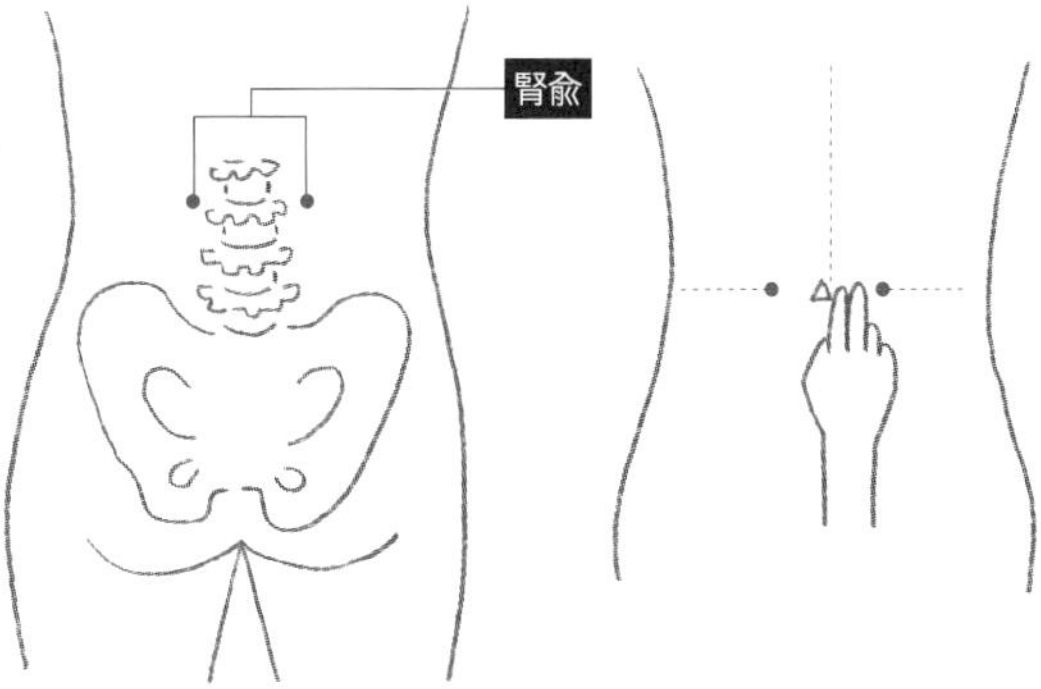

刺激のしかた ＞＞＞

仰向けに寝て、両手のげんこつを左右のツボに当て、体重をかけるようにして刺激すると、自分でも刺激しやすい。腰に手を当てて、親指で押してもOK。

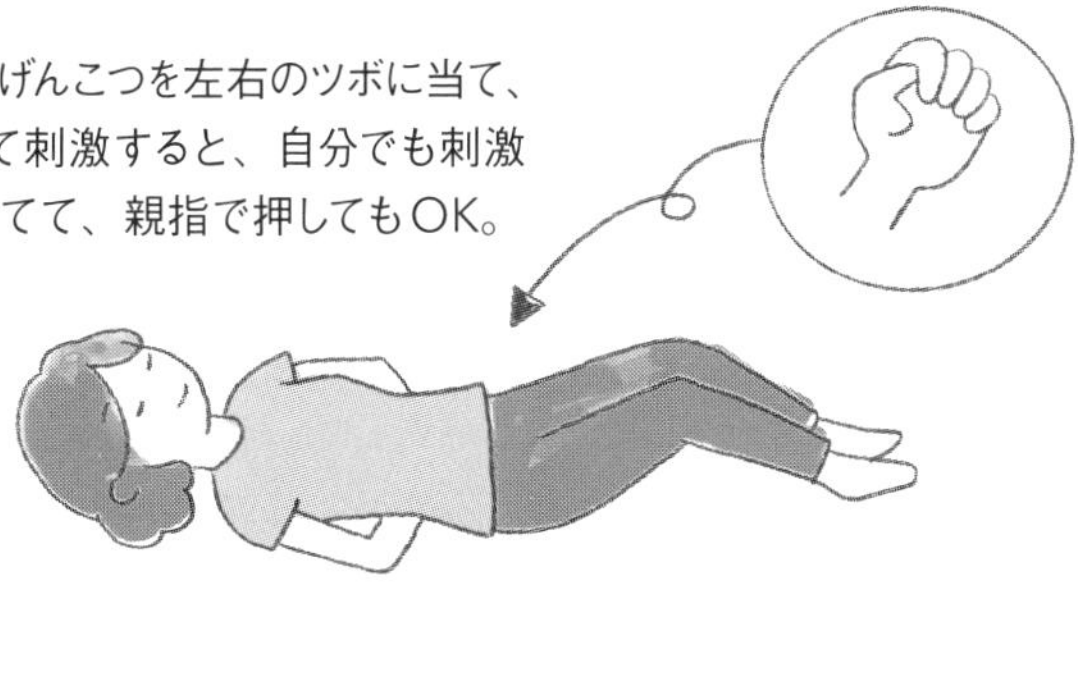

ツボの上手な押し方のポイント、教えます！

Q どのくらいの強さで押せばいい？

「イタ気持ちいい」くらいが正解！

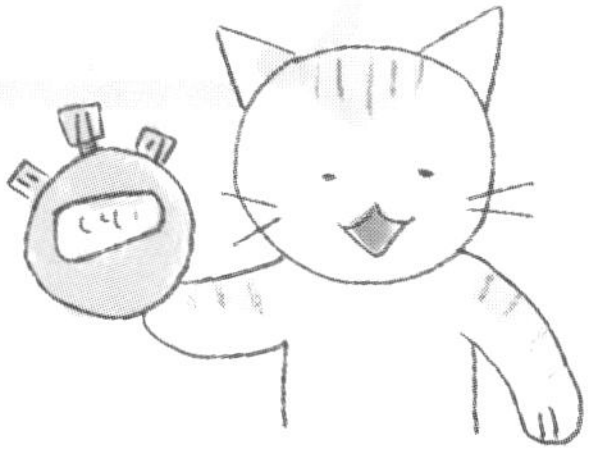

オキシトシンを増やすためには、「心地よい」と感じる刺激であることが大切！　「痛い」と感じるような強すぎる刺激は、逆効果です。
また、押す力が弱すぎても、気持ちよさが感じられないので効果が半減します。
ツボを押したとき「イタ気持ちいい！」と感じるくらいの強さで指圧するのが効果的。オキシトシンの分泌を最大限に増やせるでしょう。

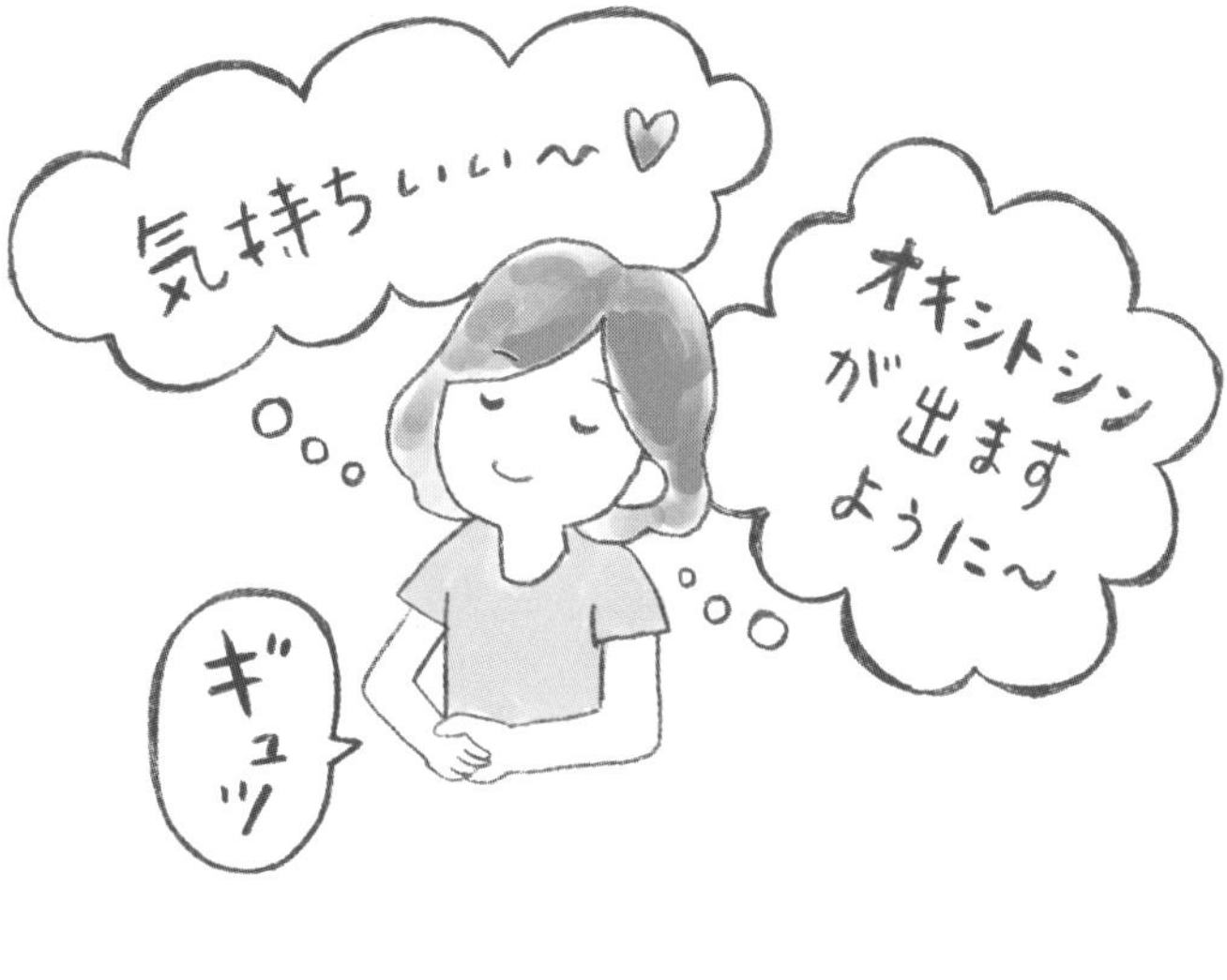
気持ちいい〜
オキシトシンが出ますように〜
ギュッ

Q 何秒くらい押せばいい？

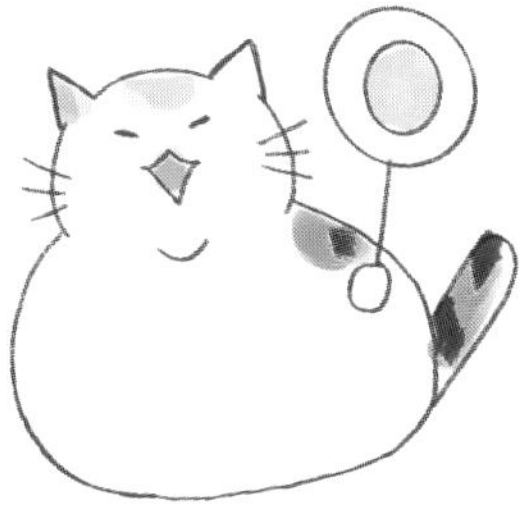

1回3〜5秒が目安

押す時間は厳密に決まっているわけではありませんが、ひと押し3〜5秒を目安にするとよいでしょう。

3〜5秒押したら、力を抜いて3〜5秒休み、また3〜5秒押す、というリズムを繰り返すのが基本です。

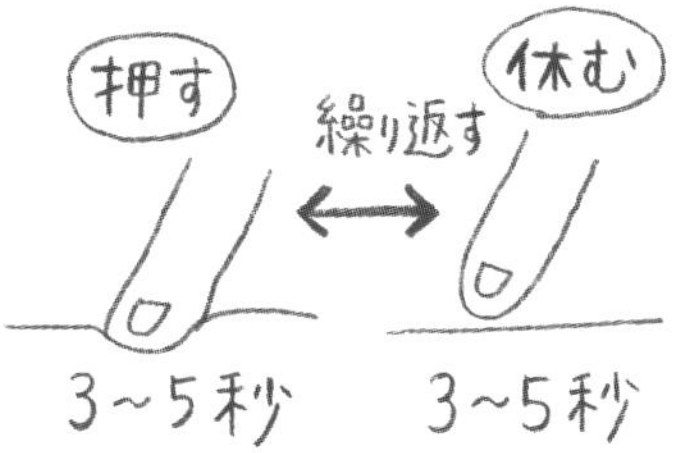

+ POINT!

呼吸のしかたで効果倍増！

押すときには、呼吸も意識するとさらに効果的。息を吐きながら押し、息を吸いながら力を抜きます。息を吐くことで体がリラックスして、ツボ押しの刺激をより感じやすくなります。

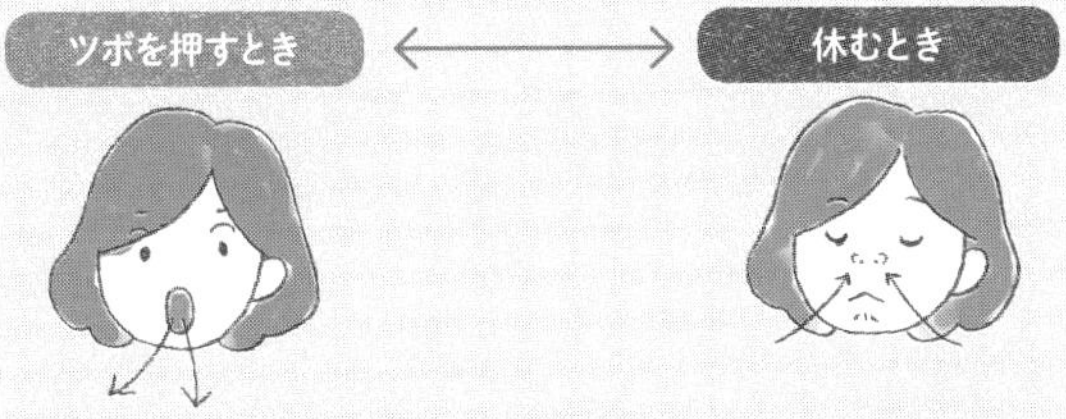

Q　一度に何回くらい押せばいい？

3〜5回でも効果あり！

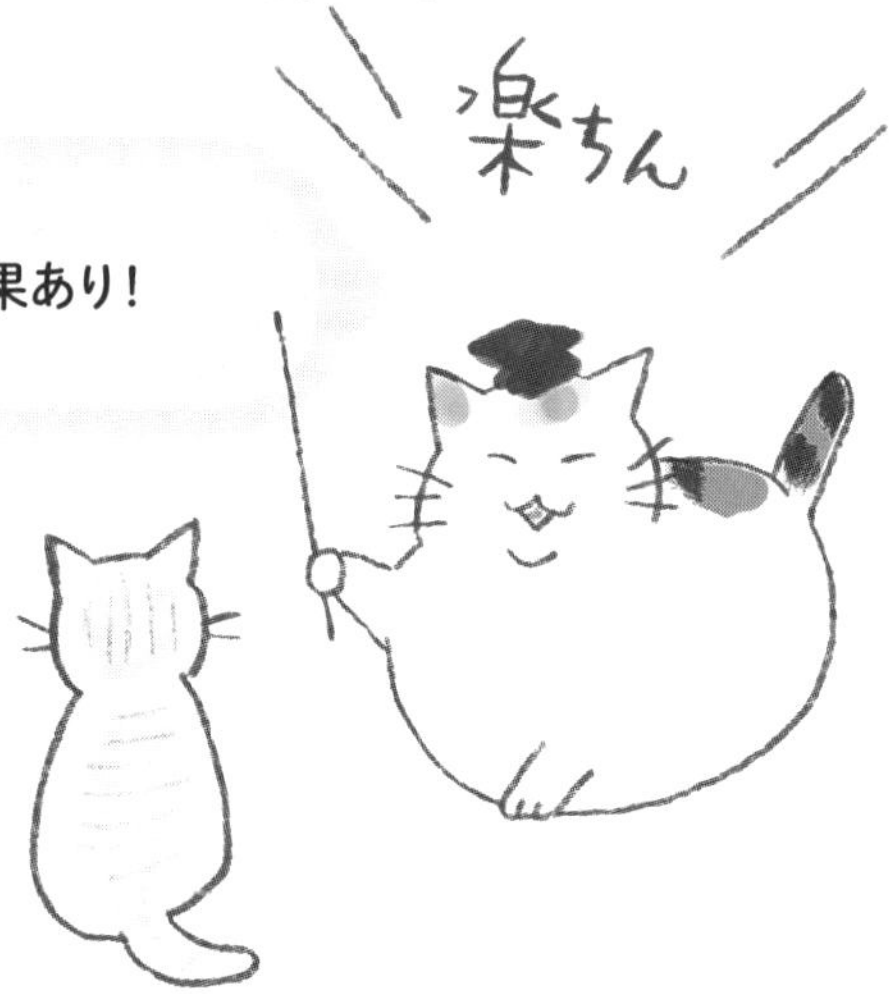
楽ちん

POINT!

「効きそうだ！」と信じて押すと効果アップ！

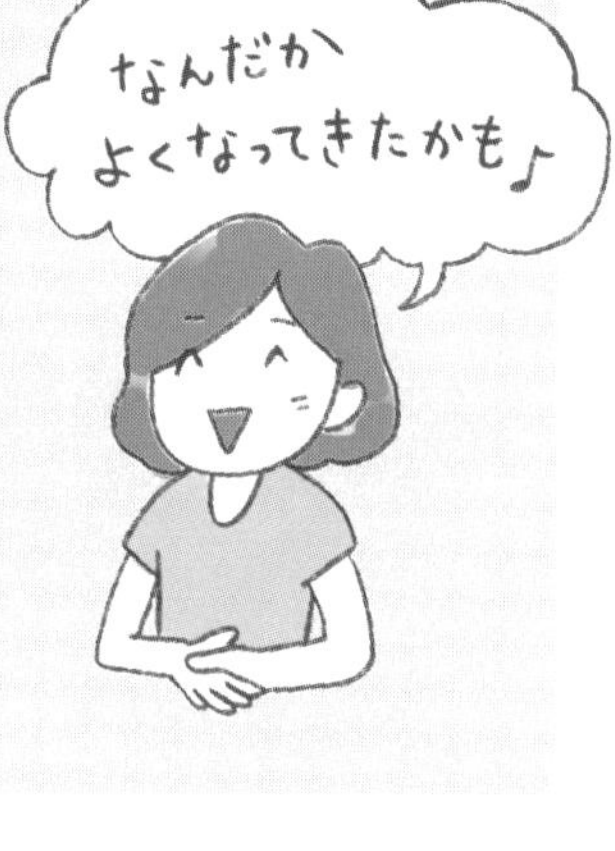
なんだか
よくなってきたかも♪

本来は薬の効果がない偽薬（プラシーボ）でも、薬だと信じて飲むと効果が得られることがあり、これを「プラシーボ効果」と言います。薬以外の治療でもプラシーボ効果が起こることがあり、治療効果は人の気持ち次第で大きく変化します。
ツボ刺激も、「効果がある」と信じている人のほうが効果は高くなります。ツボを刺激するときは、「これでイヤな症状がなくなるぞ」と思い込むことも大切です。

Q　1日に何度くらい押せばいい？

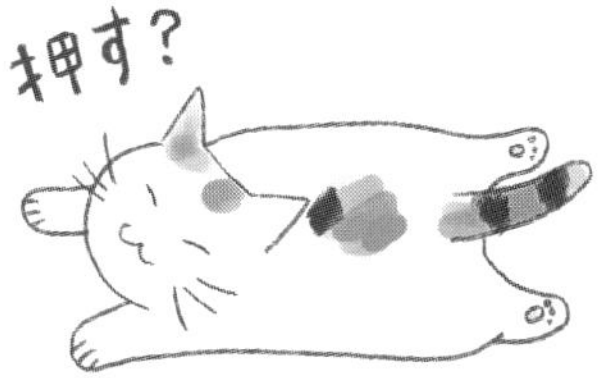

いつでも好きなときに押せばOK!

「1日何回押さなければいけない」という決まりはありません。むしろ、「〜しなければならない」という義務になると、それがストレスになってしまうのでおすすめしません。
「仕事の休憩中に」「家でテレビを見ながら」「寝る前に」など、いつでも好きなときに押せばOK。
ただし、高熱が出ているときやお酒を飲んだあと、食後すぐなどは、症状が悪化したり、体調を崩したりする可能性があるので避けたほうがよいでしょう。

Q　ツボの位置の上手な探し方は？

ツボの状態や反応も参考に！

ツボの位置は、骨や筋肉の出っぱりやへこみ、皮膚のシワなどを目印にして、そこから「指○本分」などと指の幅を使って探します。ツボらしき場所がわかったら、目で見て、触って観察してみましょう。ツボには独特の状態や反応が見られ、それがツボの位置を特定する手がかりになるからです。たとえば、ツボを押すとほかの場所よりも刺激が奥まで響く感じがしたり、コリコリとしたしこりが感じられたりすることがあります。

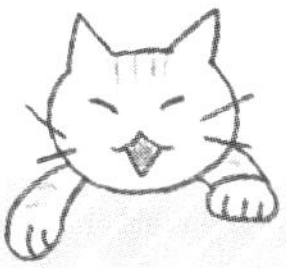

【ツボの状態・反応の例】

- 触ると少しくぼんでいる
- 押すと「ビーン」と奥まで響く
- コリコリしたしこりがある
- 皮膚がザラついている
- そこだけ冷たい、または熱い

「指圧」だけじゃない 刺激のバリエーション

ツボを刺激する方法は、「指で押す」だけではありません。道具を使ったり、マッサージのようにもんだり、さまざまな方法があります。自分が「気持ちいい」と感じる方法を選んで、ツボ刺激を行いましょう！

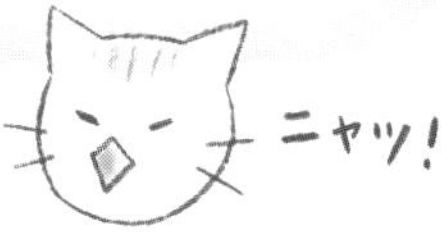

ペンやブラシなどで刺激する >>>

指ではなく、道具を使ってツボを押す方法もあります。たとえば手や足にはペン、顔などの繊細な場所には綿棒（P.75）やヘアピン（P.121）などの細い棒状のもので押すと、小さな力でツボをピンポイントに刺激できます。

また、頭のツボを刺激するのに、ヘアブラシを使ってもよいですし、市販のツボ押しグッズを使ってもOKです。

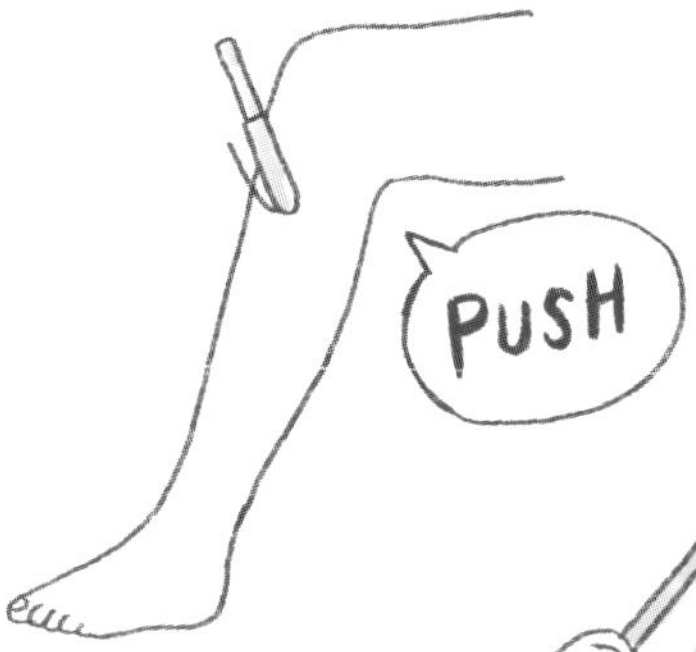

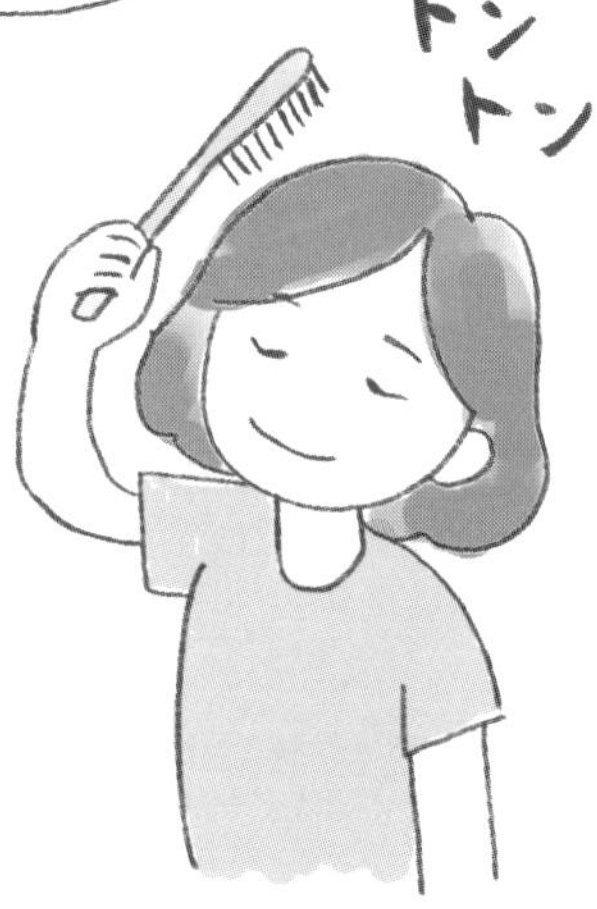

ボールで刺激する >>>

背中のツボは、自分では押しにくいので、ボールを使った刺激がおすすめ。仰向けに寝転がって、またはいすの背もたれに寄りかかった状態で、テニスボールやソフトボールを背中に当てて、ツボを刺激します。

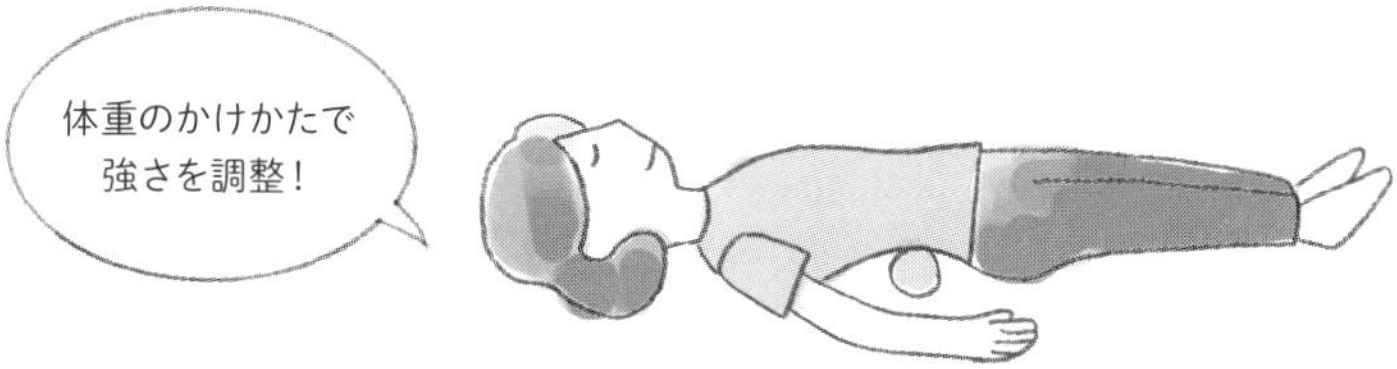
体重のかけかたで
強さを調整！

つまむ・もむ >>>

ツボは押すだけでなく、つまんだり、もんだりして、マッサージのように刺激するのも効果的です。耳にあるツボはつまむようにすると刺激しやすいですし、足全体をもめば、足三里や三陰交などたくさんのツボを同時に刺激することもできます。

さする >>>

こりや痛みがある部分は、押すよりもさするほうが気持ちいいことがあります。手の温かさを感じながら、自分が心地よいと感じる強さ、早さでツボ周辺をさすりましょう。

温める >>>

昔からお灸《きゅう》という治療法があるように、ツボを温めるのも効果があります。とくに冷え性や月経痛などの人は、使い捨てカイロや湯たんぽ、ドライヤーなどを使ってツボを温めると効果的です。温かい飲み物が入った缶やペットボトルを使うのもじんわり温まっておすすめ。

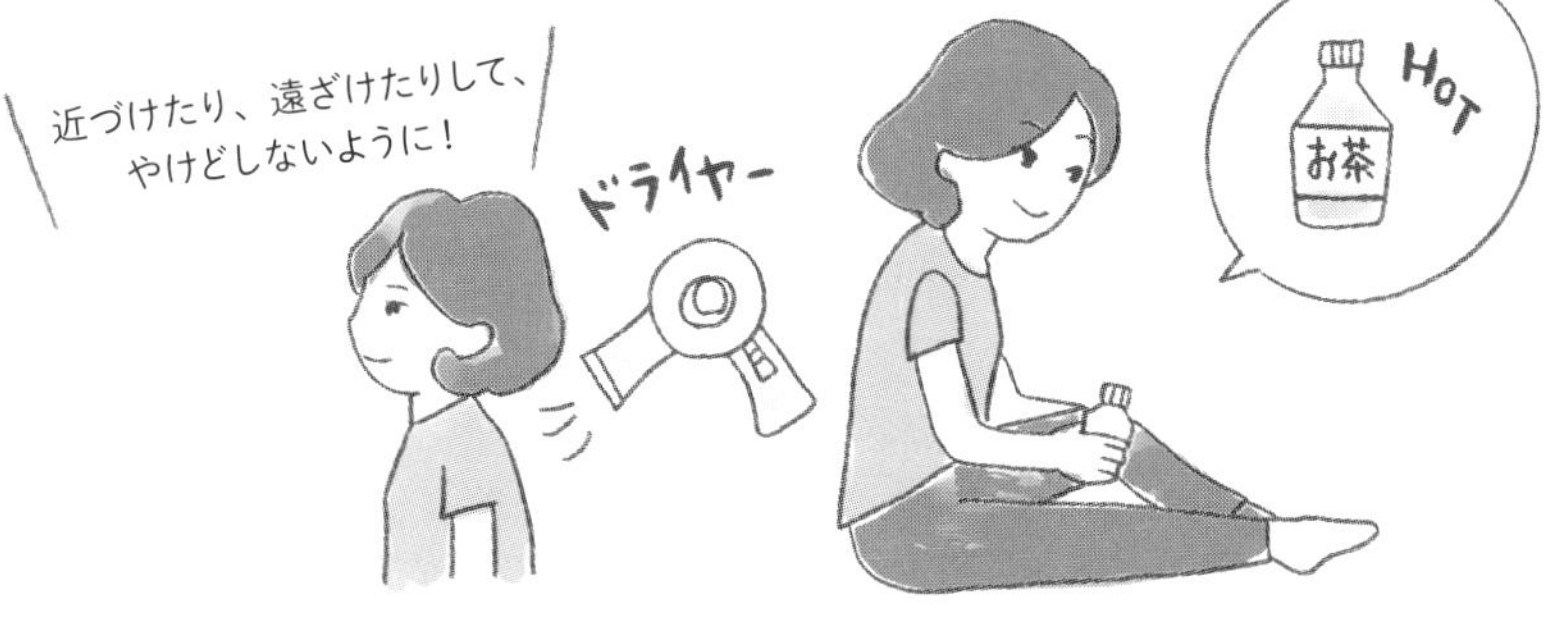
近づけたり、遠ざけたりして、
やけどしないように！
ドライヤー
HOT
お茶

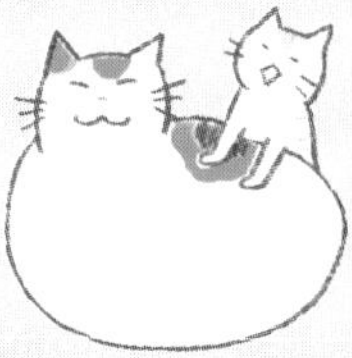

●おなかが空いたら、一番食べたいものを食べる

自分が心から食べたいもの、好きなものを食べれば、素直に「おいしい」と感じられてしあわせな気持ちに満たされます。とくにおなかが空いた状態で食事をすれば満足感も倍増！　オキシトシンが分泌されやすい脳内環境になります。

●お寺や神社にお参りする

神社仏閣は、オキシトシンをアップさせるおすすめスポット。建物や仏像の美しさ、読経の響き、線香の香り、季節の草花など、心を動かす刺激がいっぱい。さらに、手を合わせて日頃の感謝の気持ちを伝えれば、オキシトシンの分泌が促進されます。

●好きな人のことを考える

好きな人と会えないときでも、その人を思い浮かべるだけでオキシトシンの分泌がアップします。相手のことを思いやり、感謝して、しあわせな気分を味わいましょう。とくに寝る前に行うと、オキシトシンが分泌されたリラックス状態で睡眠に入ることができ、眠りの質もアップするのでおすすめです。

COLUMN 2

オキシトシンを増やす生活で、ココロにゆとりを♪

オキシトシンの分泌を促進する方法は、「人と積極的に交流すること」だけではありません。ひとりでもオキシトシンを増やせるんです。いくつかの方法をご紹介しましょう！

●朝日を浴びる

オキシトシンと関係の深い脳内物質セロトニン（24ページ参照）は、日光を浴びるとその分泌量が増えます。セロトニンが増えれば、オキシトシンの分泌も促進されるので、1日5分以上は日に当たりましょう。とくに朝日を浴びるのが効果的。朝の太陽には、体内時計をリセットし、生体リズムを整える働きがあるからです。

●散歩を習慣に

適度な運動、とくに一定のリズムを繰り返すウオーキングやジョギングなどの運動には、セロトニンを増やす効果があります。朝、30分の散歩を習慣にすると、朝日＋運動のW効果が得られます。

●ペットや植物に愛情を注ぐ

ペットや植物を育てるのもおすすめ。人を思いやるように、犬や猫、観葉植物などに対して愛情を注げば、オキシトシンの分泌がアップします。

CHAPTER 3

イライラ、憂うつが元気に!! ココロに効くツボ

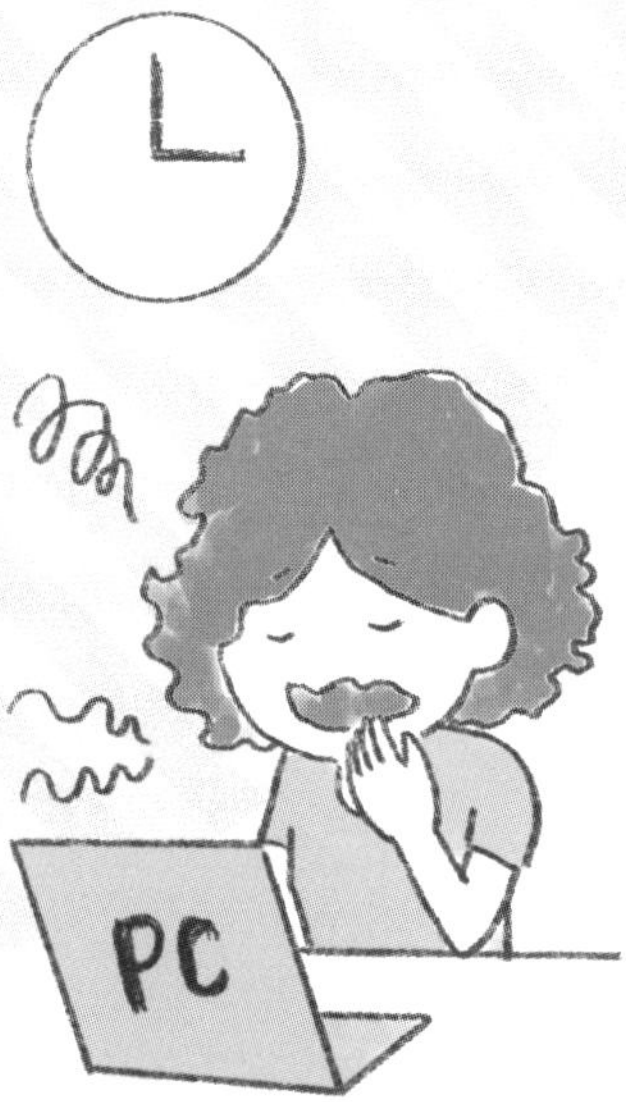

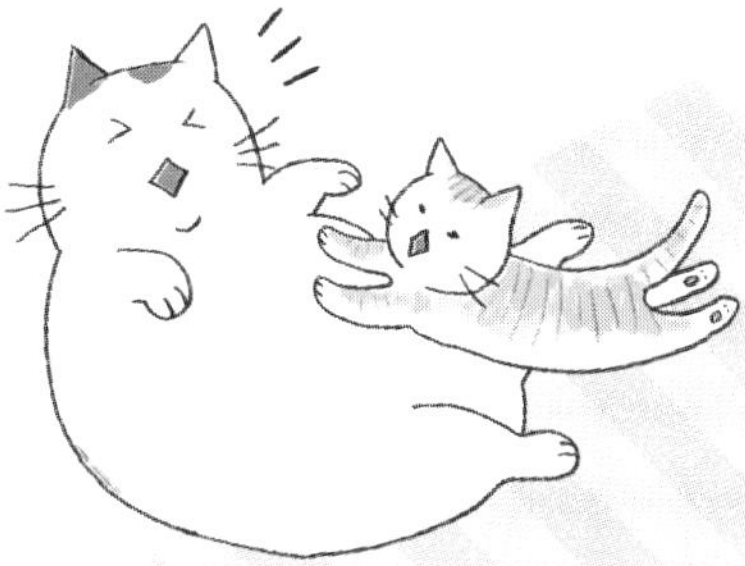

怒りがコントロールできない！ イライラに効くツボ

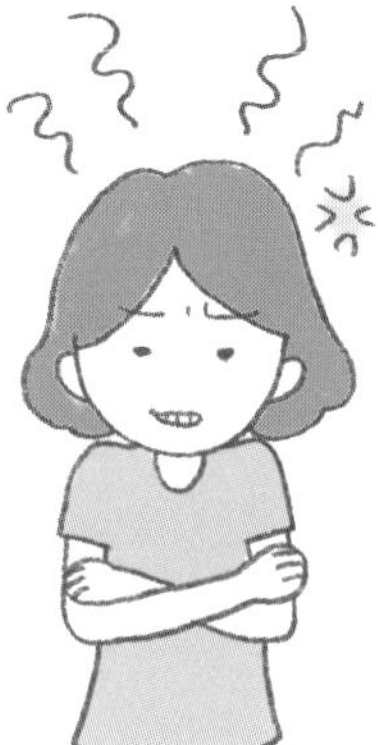

5つのツボでとくに重要！

風池　　　合谷

自律神経を整える効果の高い風池や、昔からストレスをやわらげる効果があると言われる合谷を重点的に刺激するとよいでしょう。

このツボも効く！

神門［しんもん］

東洋医学で「心（神）」は、精神や感情、意識という意味があり、神門は精神に通じるツボと考えられています。ここを刺激すると、気持ちや思考を落ち着かせる効果があります。

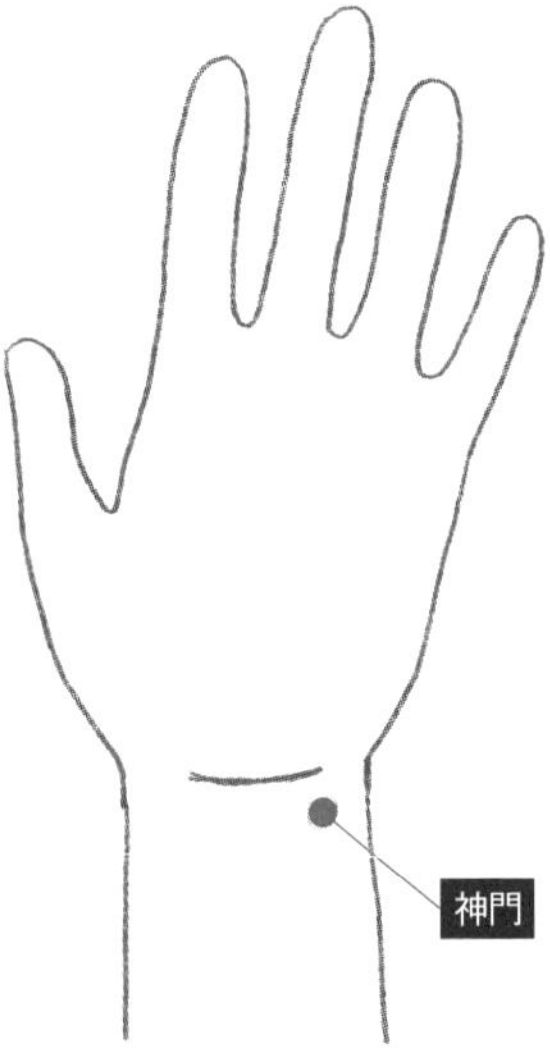
神門

見つけ方 >>>

手首のシワの上、小指側のくぼみ。親指側からシワをなぞっていって、止まるところにある。

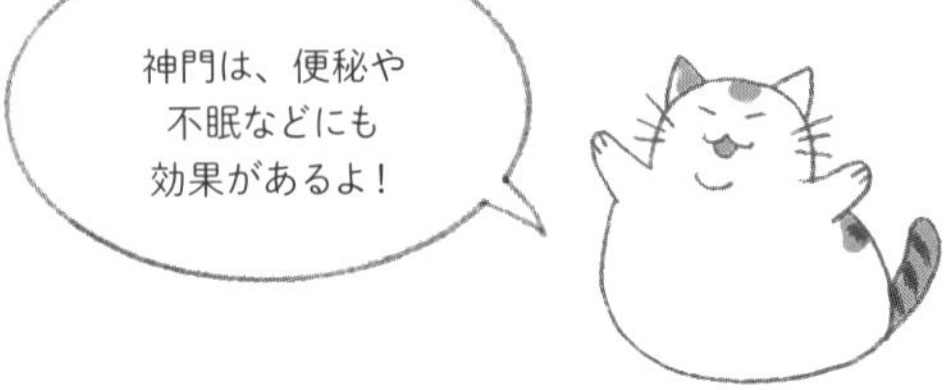
神門は、便秘や
不眠などにも
効果があるよ！

プラスαケア

「怒りのコントロール法」を身につけよう

人間は感情の生き物と言われます。怒りがあるのは自然なこと。けれども怒りのスイッチが入ったとき、そのまま感情に身を任せてしまうと声を荒らげてしまったり、イライラがおさまらなかったりして、のちに後悔することに……。感情を上手にコントロールできるよう、心がけることが大切です。

瞬間的に湧いた怒りのピークは6秒間だと言われます。この間に冷静になれれば、気持ちを落ち着かせることができます。たとえば、イラッときたとき、自分を落ち着かせるための「呪文」を持っておくのもひとつの方法。「しょうがない、しょうがない」「怒るとシワができるから、笑顔、笑顔」など、自分に合った言葉を見つけるとよいでしょう。

【「イラッ」としたときの対処法の例】

- 自分を落ち着かせる言葉を繰り返し唱える
- イラッとした理由を書き出す
- 何回も深呼吸をする

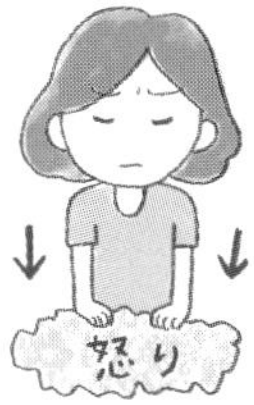
怒り

- 今の自分の怒りレベルを、数値で表してみる
- トイレに行くなど、場所を変えてみる

POINT!

温かい飲み物の入ったペットボトルや、ホットコーヒーの缶をツボに当てて、温めるのも◎。

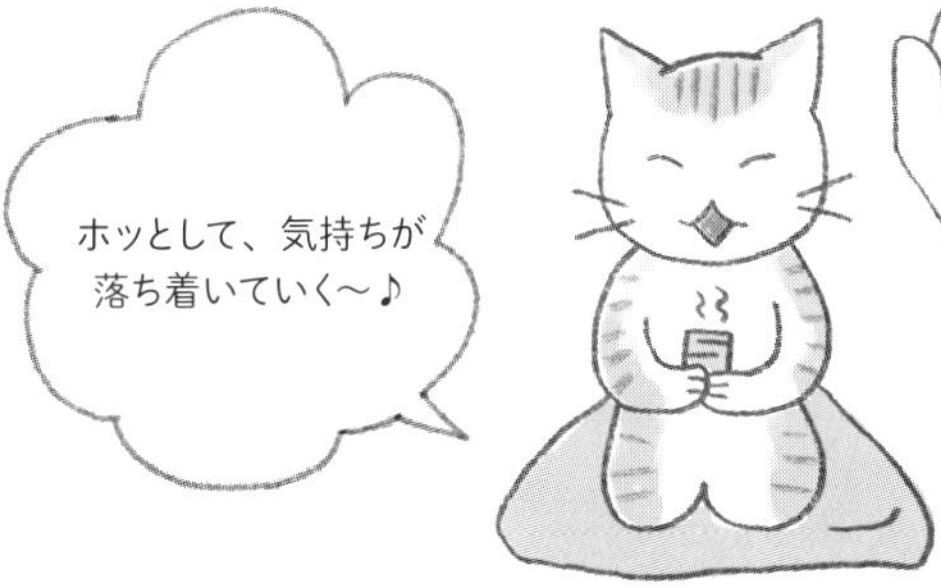
ホッとして、気持ちが
落ち着いていく〜♪

刺激のしかた >>>

親指をツボに当て、ほかの指で手首を支えるようにして押す。

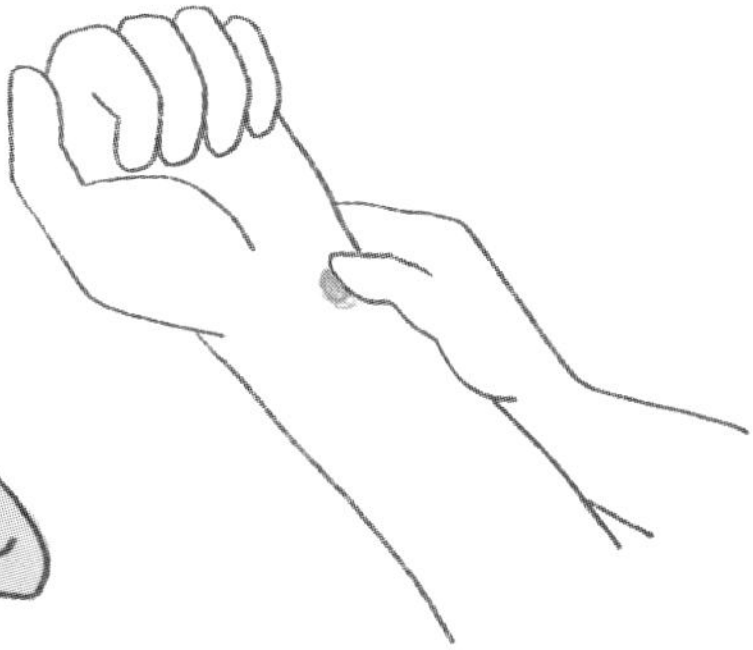

気持ちが沈んで、落ち込む……

憂うつな気分に効くツボ

5つのツボでとくに重要！

風池　　**合谷**

自律神経の乱れは体だけでなく、心にも悪影響を及ぼします。自律神経を調節する効果の高い風池と、脳に刺激が伝わりやすくストレスをやわらげる効果のある合谷を積極的に刺激するようにしましょう。

このツボも効く！

膻中［だんちゅう］

胸の中央にあるツボで、「胸がつかえてモヤモヤする」ようなときに刺激すると効果のあるツボです。精神を安定させる作用があり、憂うつな気分をスッキリさせる効果があります。イライラや緊張などにも効果的です。

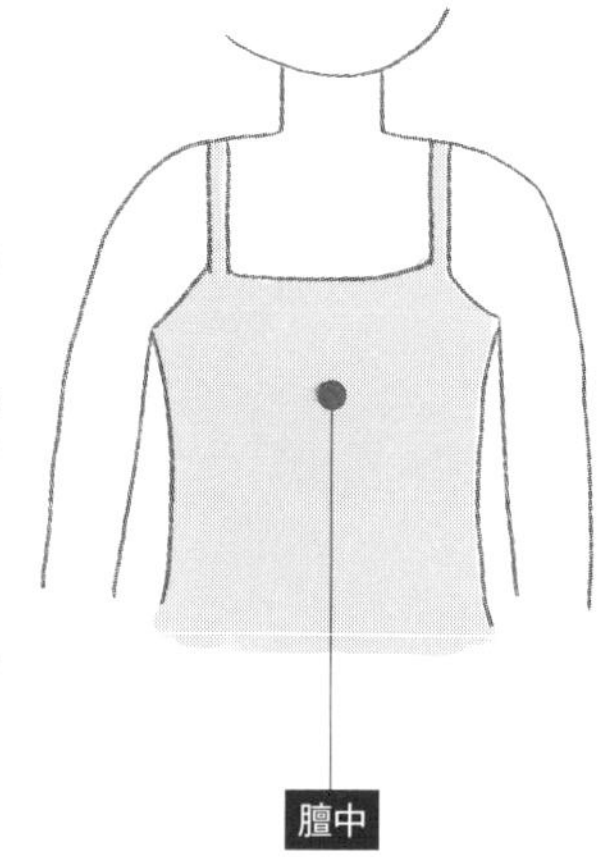
膻中

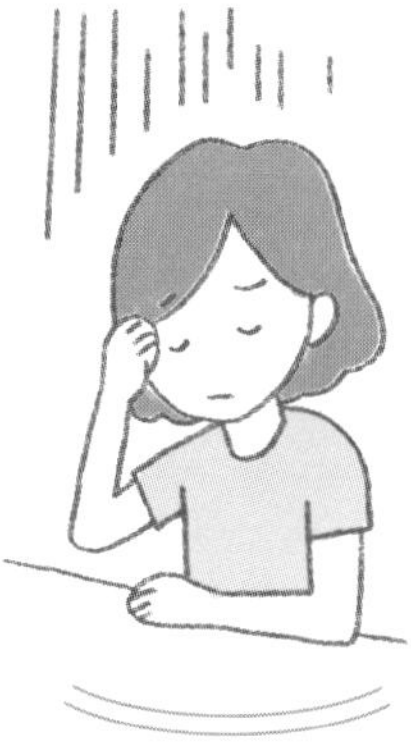

見つけ方 >>>

左右のバストトップを結んだ中央のやや上にある。

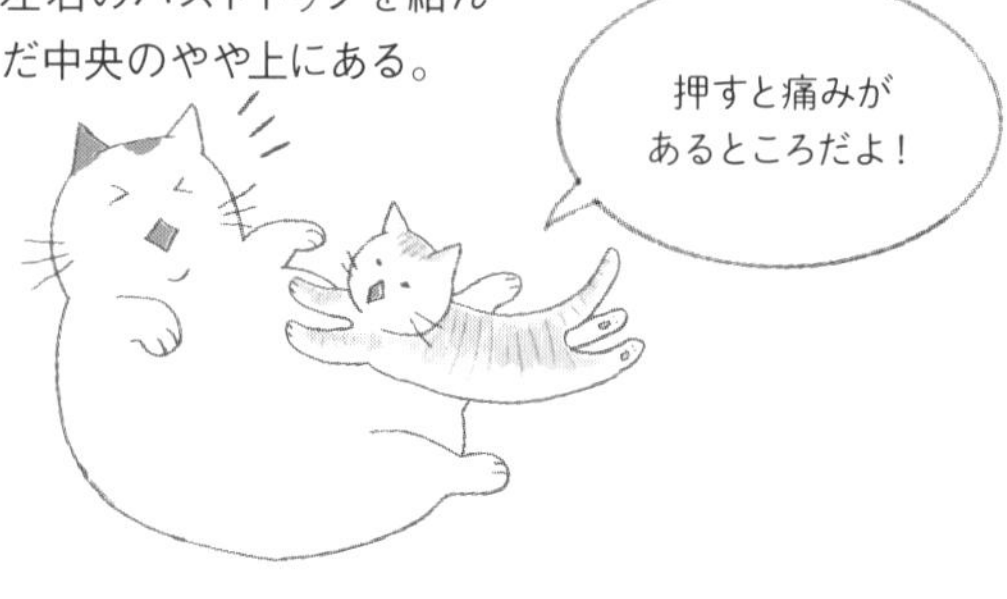
押すと痛みがあるところだよ！

プラスαケア

肩と心の緊張をほぐそう
「肩こりタオルストレッチ」

うつ病の患者さんを診療していると、その8〜9割の人に肩こりがあることがわかります。肩がガチガチに緊張していて、その下を通る自律神経の働きに異常が出てしまうのです。気持ちを安定させるには、肩のこりをほぐすことも重要です。ツボ刺激ももちろん効果的ですが(72ページ参照)、体を動かして血行をよくすることも大切。たとえばタオルを使ったストレッチなどもおすすめです。

【肩こりに効くタオルストレッチ】

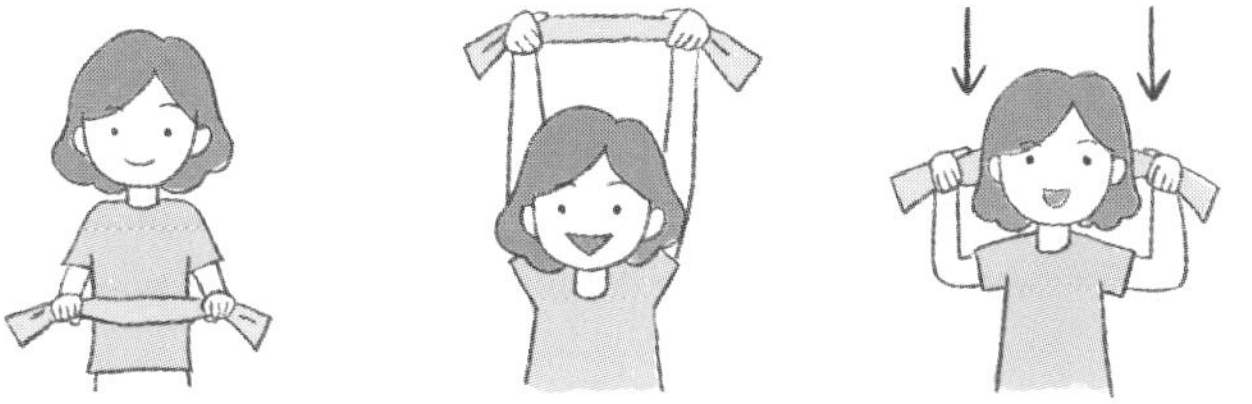

❶両手で肩幅くらいの長さにタオルを持つ。

❷タオルが頭の上にくるように両手を上に伸ばす。

❸腕を曲げてタオルを頭の後ろに通す。肩甲骨を真ん中に寄せるように意識して。これを10回繰り返す。

POINT!

お湯や温かい飲み物が入っているペットボトルを当て、温める刺激法もおすすめ。気持ちがゆるんでリラックスできますよ。

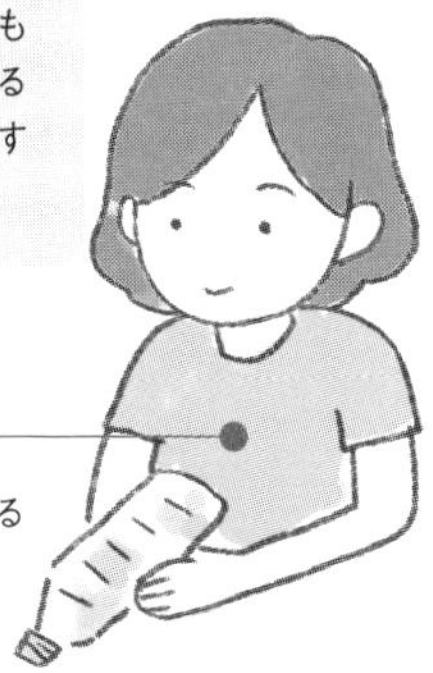

刺激のしかた >>>

げんこつをつくり、中指の関節で押す。

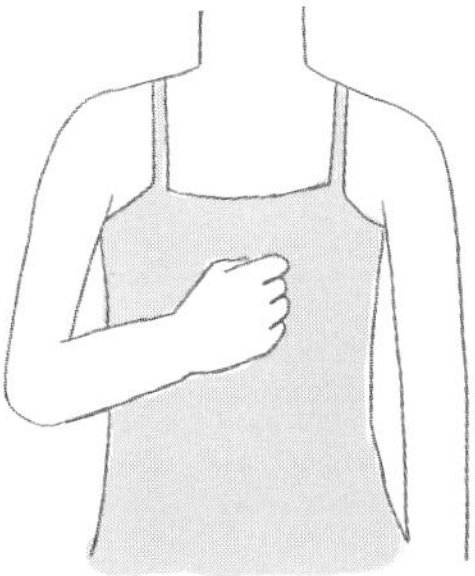

元気が出ない、集中できない……

やる気が出ないときに効くツボ

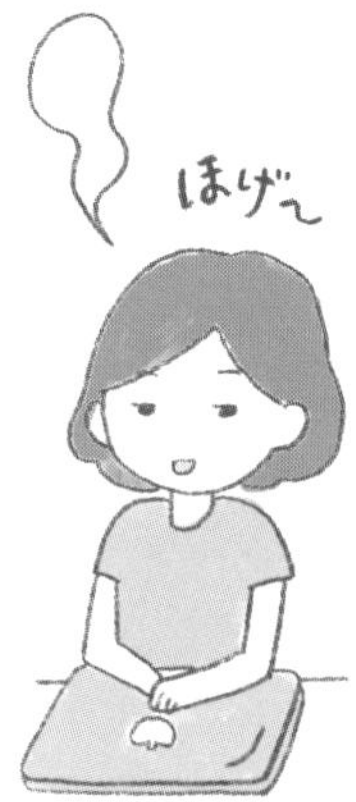

5つのツボでとくに重要！

合谷

合谷は、知覚神経が集まっている場所なので、脳に刺激が伝わりやすいツボ。刺激すると頭がスッキリするので、やる気や集中力もアップします。疲労を回復させる効果もあるので、だるくてやる気が出ないというときにも効果的です。

このツボも効く！

気海［きかい］

東洋医学で「気」とは体のエネルギーを表します。気海は、その体のエネルギーが集まるところという意味。ここを刺激すると、エネルギーが体をめぐり、元気が出て、やる気が復活します。

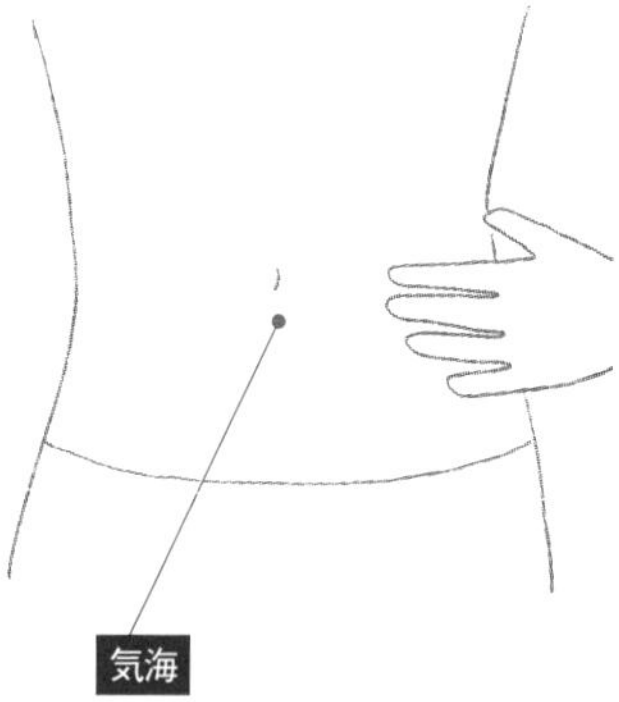

見つけ方 >>>

おへそから指2本分下にある。

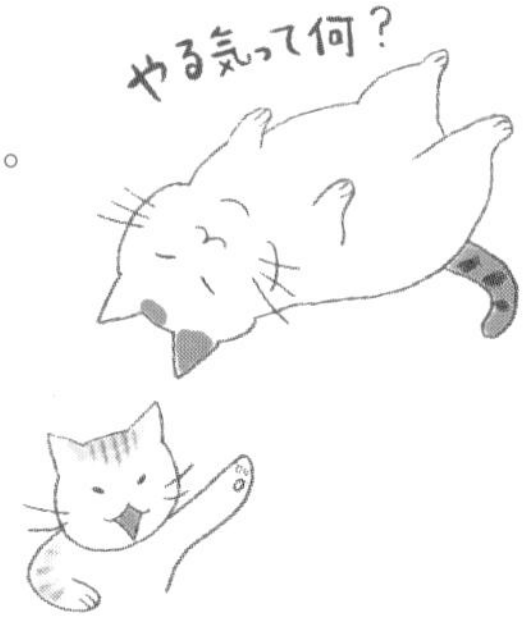

「気海」には、おなかの調子を整えたり、生理痛や生理不順の改善効果もあるよ。

プラスαケア

モチベーションや集中力アップに！

「音を聴く」マインドフルネス

マインドフルネスには、意識を「今、ココ」に集中させることで、やる気や集中力を高める効果があります。そのやり方は、深呼吸や歩く瞑想などさまざまありますが、ここでは、まわりにある音に集中する瞑想をご紹介します。家の中でも、外でも、じっと音に集中できる環境であれば、どこでもできます。

【音を聴くマインドフルネス　～公園編】

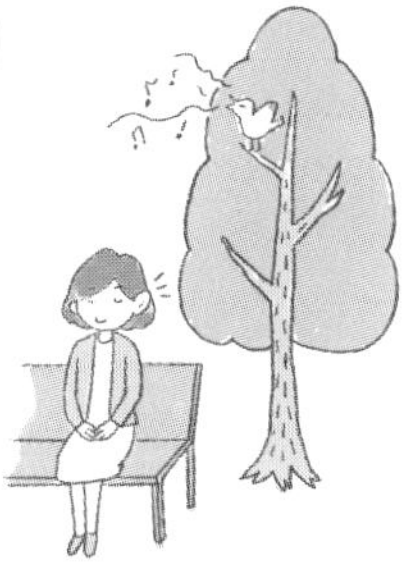

❶公園のベンチに座って、聞こえてくる音のなかで、ひとつの音を選び、その音に集中する。たとえば、鳥の鳴き声に耳をすまして、1分その音に集中する。
❷今度は別の音、たとえば子どもたちの声や風の音、噴水の音などを選び、その音に1分間、耳をすませる。これを全部で5回くらい繰り返す。
❸最後に、まわりの音すべての音を聴く。

POINT!

朝、時間があるときには、熱めのシャワーを気海周辺に1分ほど当てて温めると、気持ちがシャキッ！　前向きに1日をスタートできる。

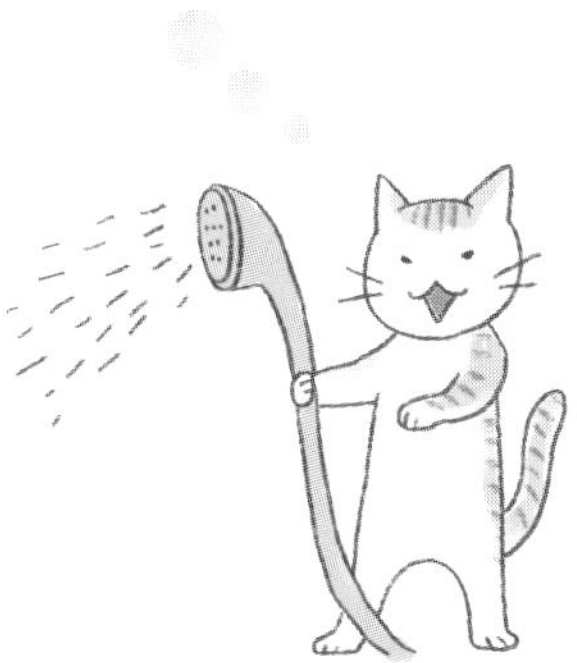

刺激のしかた ›››

人差し指と中指をそろえて、両手を重ねて押す。やさしい力で、じんわりと刺激して。

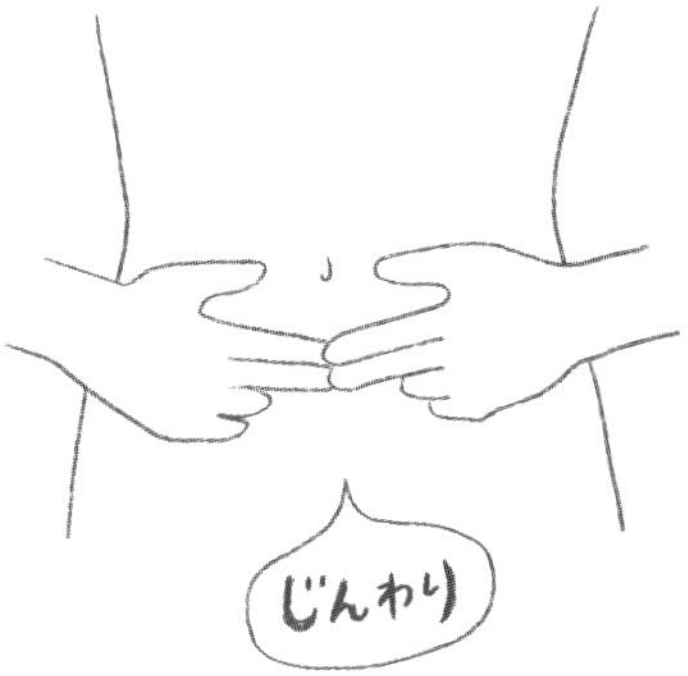

会議中や昼食後、耐えられずウトウト……

眠気に効くツボ

5つのツボでとくに重要！

風池　　合谷

眠気の原因のひとつは脳の酸素不足。風池や合谷を刺激して脳への血流を促進し、送られる酸素量を増やすのが効果的です。

このツボも効く！

人中［じんちゅう］

脳につながるツボで、脳への血流を増やして頭をスッキリさせます。「水溝《すいこう》」とも言われ、体の水分を調整する効果もあり、熱中症予防や鼻水・鼻詰まり、顔のむくみなどにも効きます。

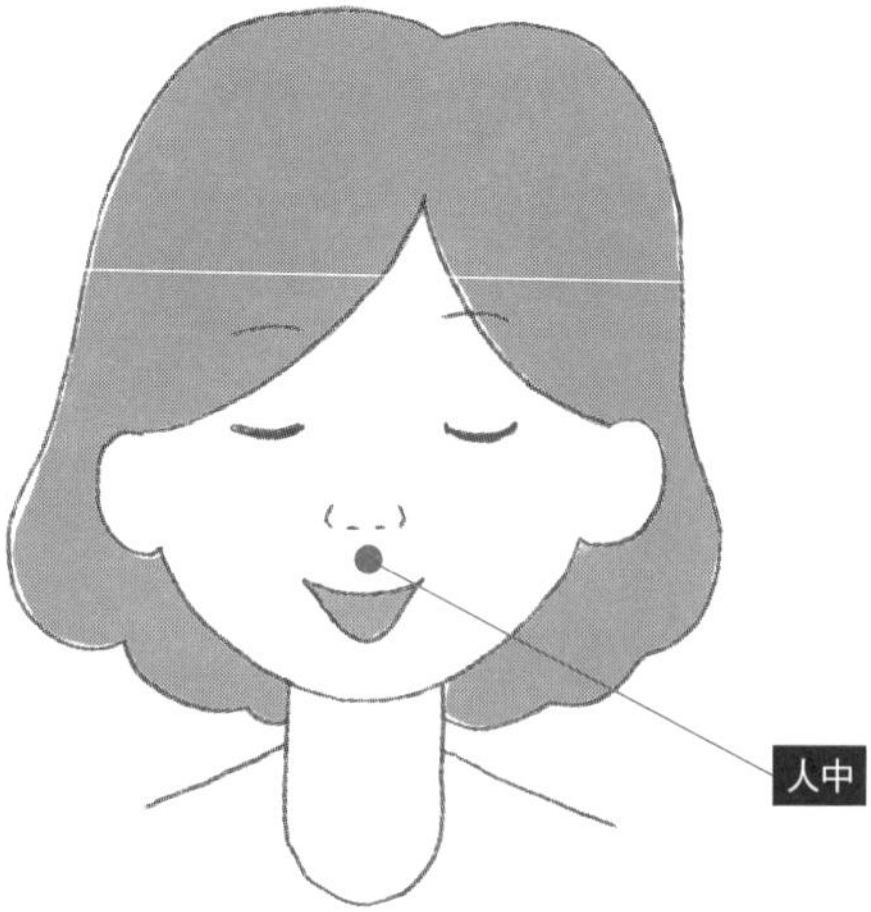

見つけ方 ＞＞＞

鼻の下にある溝の中心にある。

プラスαケア

「アロマ」で脳を刺激

眠気を吹き飛ばそう！

アロマオイルには、心身をリラックスさせる鎮静効果があるものだけでなく、脳の働きを活性化させる覚醒効果があるものもあります。鼻から入った香りが直接、脳を刺激して、意識をクリアにし、集中力を高めるのです。たとえば、以下のような香りに眠気覚ましの効果があります。

- ●ペパーミント／ガムや歯磨き粉にも使われるスーッとする清涼感のある香り。
- ●ローズマリー／シソ科の低木で、料理にも使われるハーブのひとつ。ミントにも似た独特の強い香りがする。
- ●レモン／おなじみのレモン果実の香り。レモンだけでなく、柑橘系の香りは眠気に効果的。
- ●ティーツリー／オーストラリア原産のフトモモ科の木の葉から抽出されたオイルで、ウッディーでシャープな香り。殺菌効果がある。

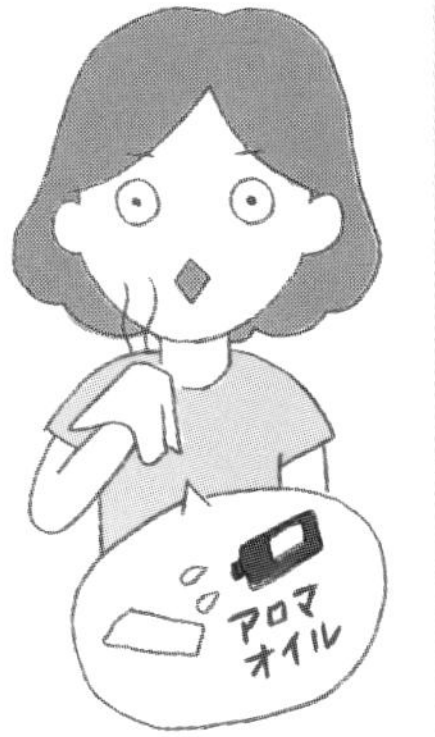

眠気を追い払いたいときは、ティッシュにアロマオイルを1〜2滴たらして直接かぐだけでOK。

POINT!

人差し指の第2関節を曲げて押すと力が入りやすい。

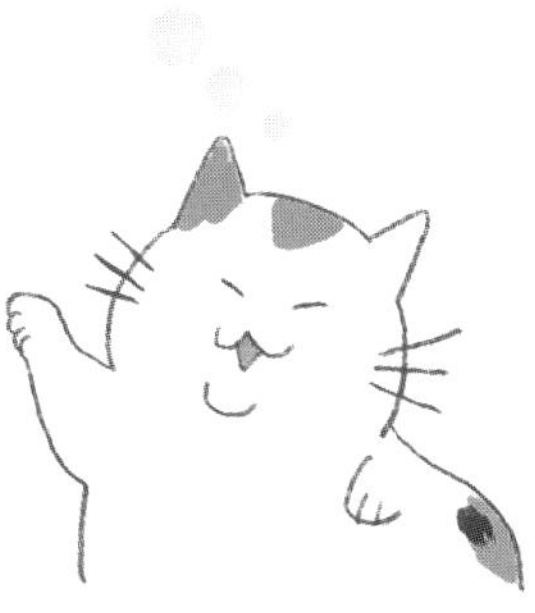

刺激のしかた >>>

人差し指の腹をツボに当てて指圧する。

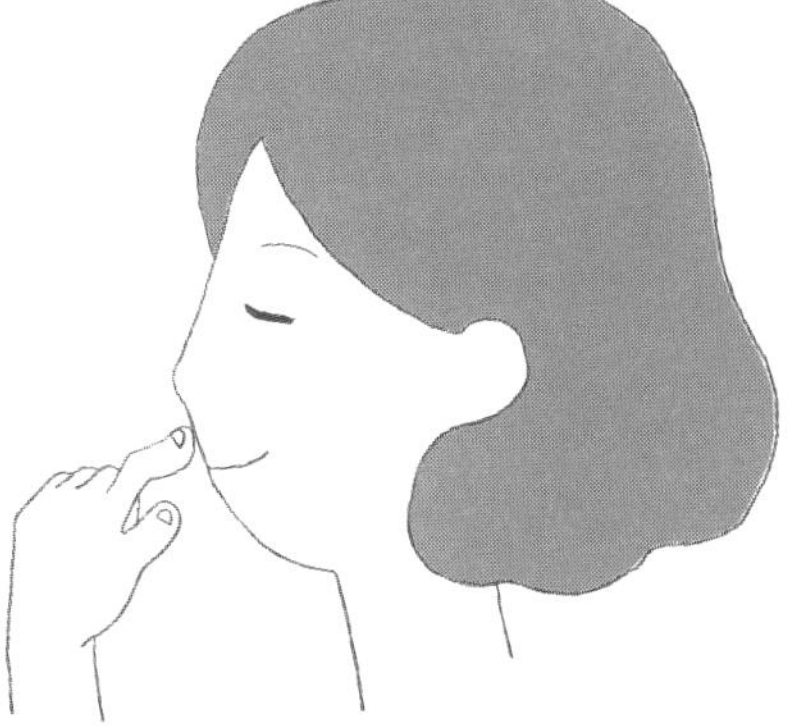

「いざ！」というとき緊張してしまう……
あがり症に効くツボ

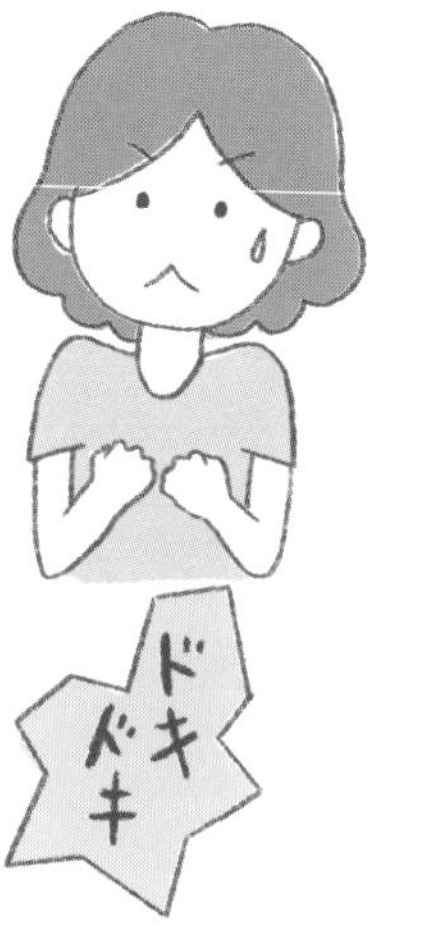

5つのツボでとくに重要！

合谷　　風池

昔からストレスに効果があると言われる合谷や、自律神経を整える効果の高い風池を重点的に刺激するとよいでしょう。

このツボも効く！

労宮［ろうきゅう］

心労が集まる場所とも言われ、ここを刺激すると精神が安定し、緊張や心配をやわらげられます。「手のひらに人の字を書いて飲む」という緊張したときのおまじないは、労宮を利用したものだと言われています。

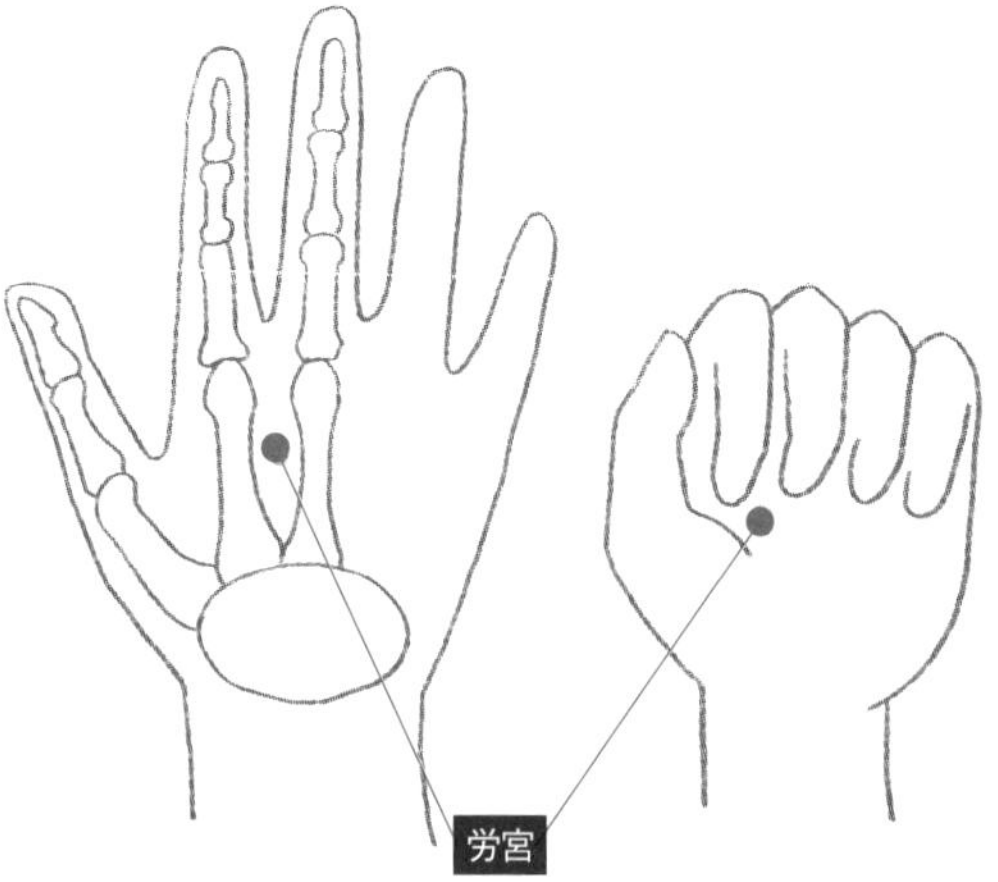

見つけ方 ＞＞＞

手を軽く握ったとき、中指と薬指の先端の中間あたり。中指の骨と人差し指の骨の間にある。

プラスαケア

顔や頭をやさしくタッチ
「タッピング」でリラックス

オキシトシンの分泌を増やす「皮膚への心地よい刺激」。ツボへの指圧以外に、「タッピング」という方法もあります。タッピングとは、指先で顔や頭、肩、背中などをやさしくタッチするケア方法で、心と体の緊張をほぐして、リラックスできます。緊張感や不安感が大きいときに試してみてください。

【タッピングのやり方】

❶肩の力を抜いて、目を閉じる。
❷顔全体を親指以外の４指の腹でやさしく叩く。一定のリズムで、触れるか触れないかぐらいの強さでタッチする。
❸同じように頭全体をタッピングする。

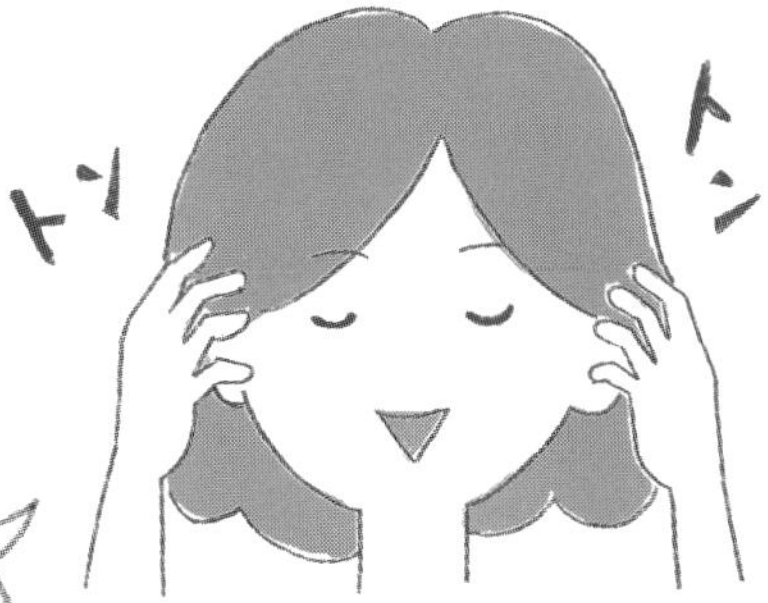
トン
トン

家族や友だちにやって
もらうのも効果的！
そのときは背中や肩、頭などを
タッピングしてもらおう。

刺激のしかた ›››

親指を立てて、やや強めに押す。

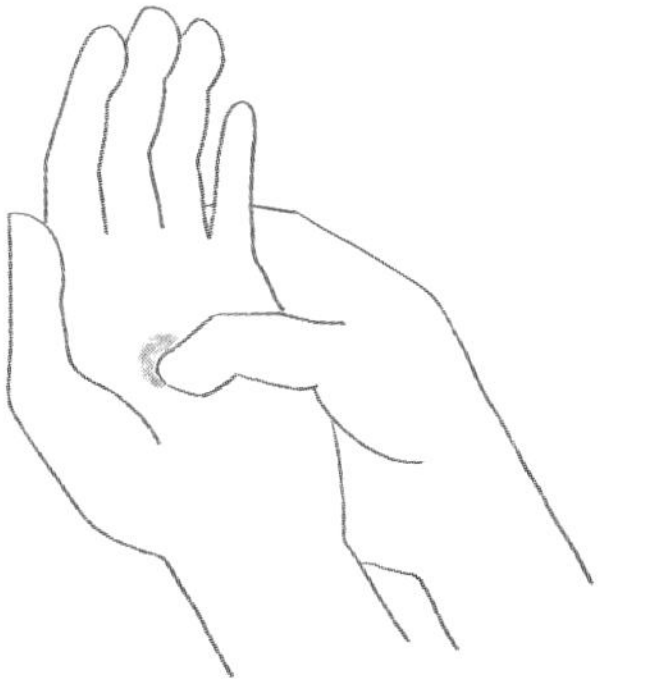

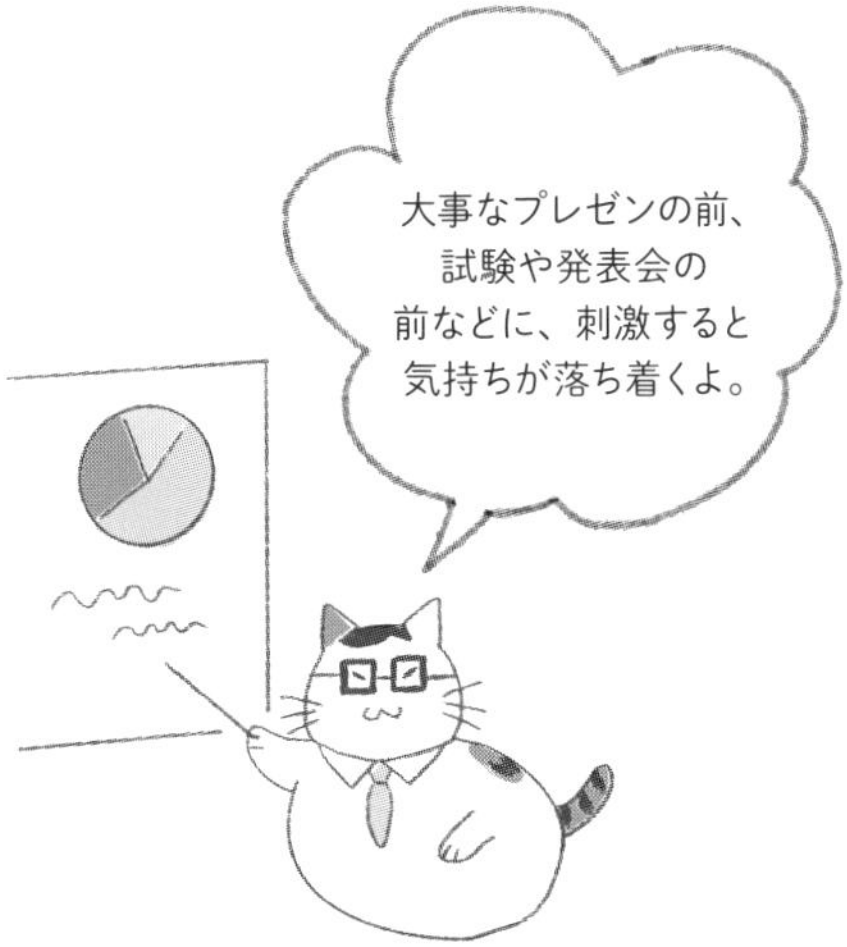
大事なプレゼンの前、
試験や発表会の
前などに、刺激すると
気持ちが落ち着くよ。

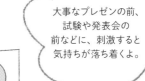

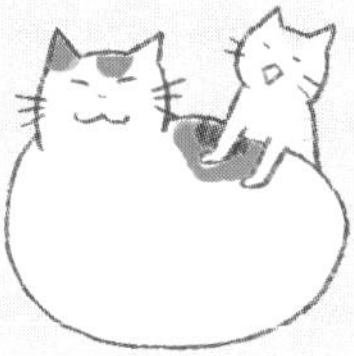

ニューヨークの病院では、テロのトラウマに悩まされ、不安や睡眠障害を抱える患者に耳鍼治療を行いました。結果、多くの人が鎮痛剤なしで、落ち着きを取り戻し、不眠も解消されました。救助活動を行った消防士も耳鍼治療を受けたことで、睡眠薬なしでよく眠れるようになったそうです。

その後は、地震や山火事、ハリケーンなどの災害で被害を受けた人世界中の人たちや、退役軍人などにも耳鍼治療が提供され、不安感やストレスを軽減させることに役立っています。米軍では、戦場での体験や厳しい訓練のなかで受けた精神的ストレスや腰痛などの痛みをやわらげるために、耳ツボへの鍼治療がすすめられています。

このほか、イギリスやドイツ、イタリアなどのヨーロッパの国々でも鍼灸治療が盛んに行われていて、たとえば、イギリスでは、がんなどの痛みの緩和やうつ病治療などに利用されていると言います。鍼灸治療の力が世界の国々で脚光を浴びているのです。

郵便はがき

料金受取人払郵便

麹町局承認

1617

差出有効期間
2021年11月30日
まで

102-8790

226

東京都千代田区麹町4－1－4
西脇ビル

㈱かんき出版
読者カード係行

フリガナ	性別　男・女
ご氏名	年齢　　歳
フリガナ	
ご住所　〒 TEL　　（　　）	
メールアドレス □かんき出版のメールマガジンをうけとる	
ご職業 1. 会社員（管理職・営業職・技術職・事務職・その他）　2. 公務員 3. 教育・研究者　4. 医療・福祉　5. 経営者　6. サービス業　7. 自営業 8. 主婦　9. 自由業　10. 学生（小・中・高・大・その他）　11. その他	

★ご記入いただいた情報は、企画の参考、商品情報の案内の目的にのみ使用するもので、他の目的で使用することはありません。

★いただいたご感想は、弊社販促物に匿名で使用させていただくことがあります。　□許可しない

ご購読ありがとうございました。今後の出版企画の参考にさせていただきますので、ぜひご意見をお聞かせください。なお、ご返信いただいた方の中から、抽選で毎月５名様に図書カード（1000円分）を差し上げます。

サイトでも受付中です！　https://kanki-pub.co.jp/pages/kansou

書籍名

①本書を何でお知りになりましたか。

- 書店で見て　• 知人のすすめ　• 新聞広告（日経・読売・朝日・毎日・その他　　　　）
- 雑誌記事・広告（掲載誌　　　　）
- その他（　　　　）

②本書をお買い上げになった動機や、ご感想をお教え下さい。

③本書の著者で、他に読みたいテーマがありましたら、お教え下さい。

④最近読んでよかった本、定期購読している雑誌があれば、教えて下さい。

（　　　　）

ご協力ありがとうございました。

COLUMN 3

世界で脚光を浴びている鍼灸療法

鍼やお灸を使ってツボを刺激し、体と心のさまざまな不調をやわらげる鍼灸治療。日本でのその歴史は 1500 年以上ありますが、最近、研究が進み、その効果が科学的に証明されるようになりました。肩こりや腰痛に対する治療というイメージが強いかもしれませんが、喘息やアトピー性皮膚炎などのアレルギー疾患や、月経不順や不妊などの婦人科系のトラブルや病気、胃腸の不調などの消化器系疾患、がんの痛みなど、さまざまな病気に効果を発揮しています。

「鍼灸外来」「東洋医学科」など、鍼灸治療が受けられる専門の診療科を設けている大学病院など、鍼灸治療を取り入れている病院やクリニックも増えています。

鍼灸治療の評価が高まっているのは、日本だけではありません。世界保健機関（WHO）もその効果を認めていて、欧米を中心として、医療の現場で広く鍼灸治療が行われています。たとえば、私が鍼灸治療の研究を行っていたアメリカでは、整形外科的な疾患（肩こり・腰痛など）はもちろん、ストレスや倦怠感など、心のケアに耳鍼《じしん》治療が行われています。

たとえば、2001 年 9 月 11 日に起こったアメリカ同時多発テロ後、

CHAPTER 4

お肌や体型、髪の悩みに女性にうれしいツボ

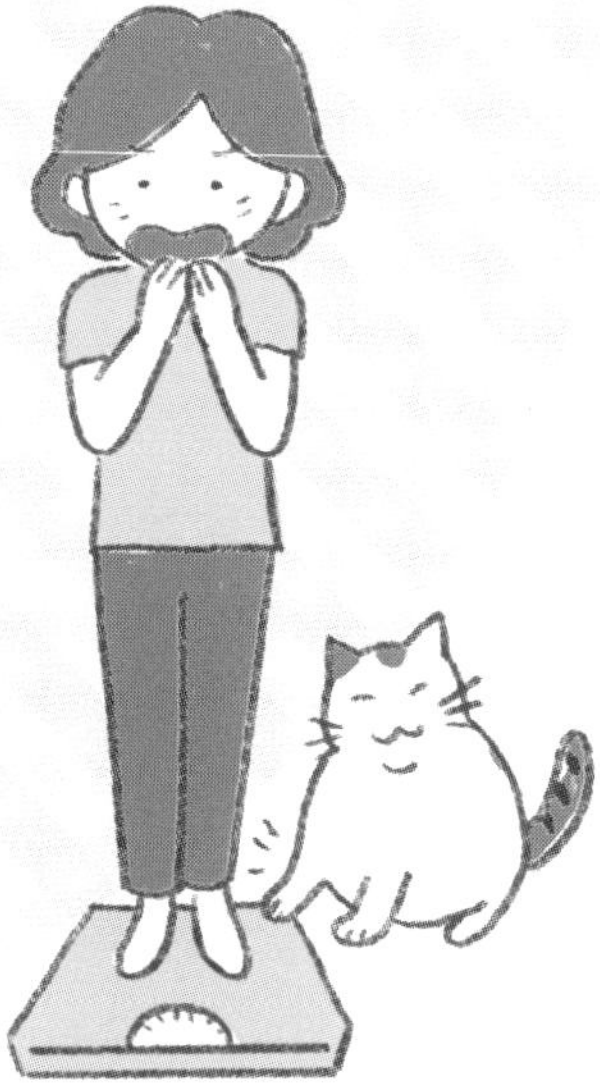

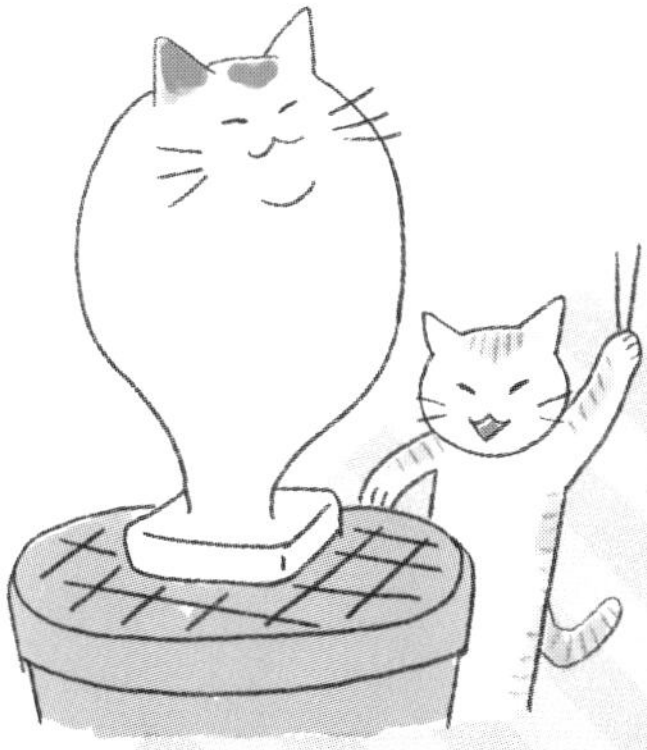

うるおったスベスベ肌になりたい！

肌荒れに効くツボ

5つのツボでとくに重要！

三陰交　合谷

肌荒れの大きな原因となるのが体内にたまる老廃物や毒素。その排出を担う肝臓や腎臓の働きをよくする三陰交は、肌荒れの改善・予防に役立ちます。上半身の症状に効く合谷も有効です。

このツボも効く！

手三里［てさんり］

胃腸の調子が悪いと、肌が荒れやすくなります。手三里は胃腸の働きを整える効果があり、肌荒れを予防・改善します。

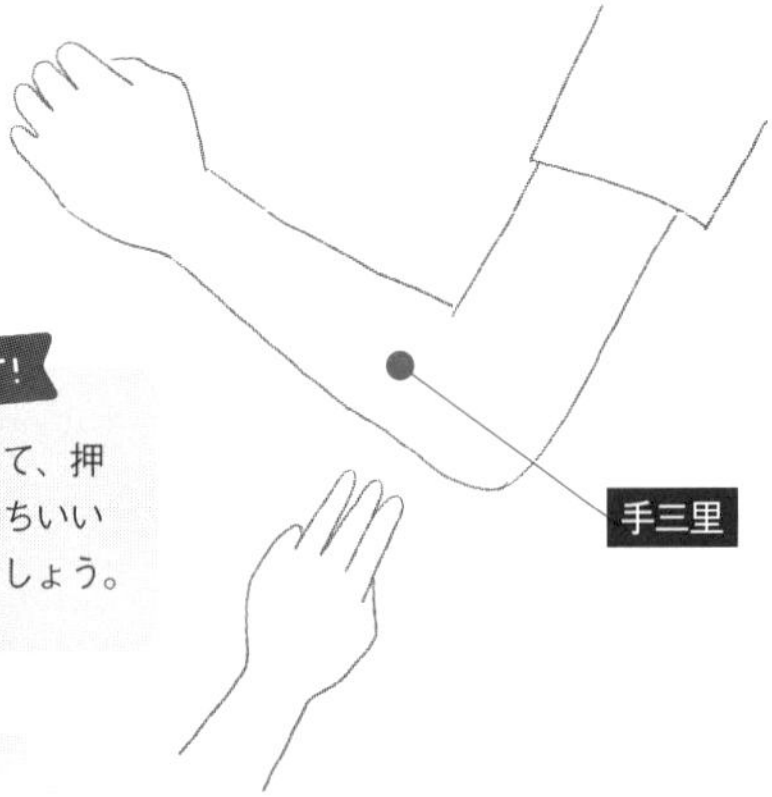

POINT!

筋の際にあって、押すとイタ気持ちいい場所を探しましょう。

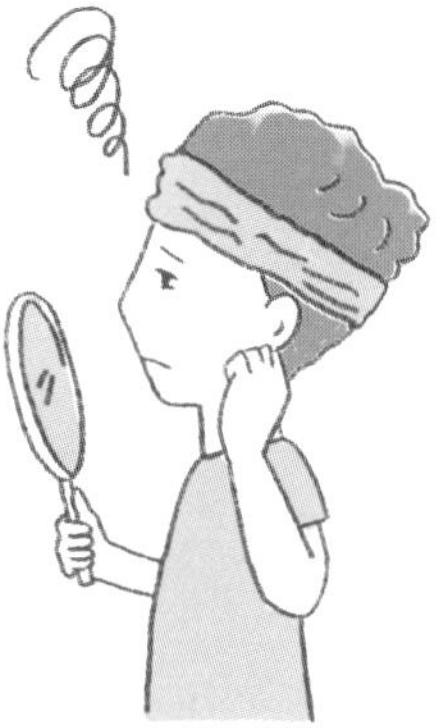

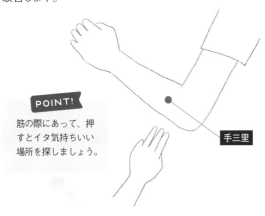

見つけ方 >>>

腕を曲げたとき、ひじにできるシワの先端（親指側）から手首に向かって指3本分のところ。

プラスαケア

「美肌薬膳《やくぜん》」で
肌の調子を整えよう!

　肌の調子を整えるのに、食べ物はとても大切です。当たり前のことですが、栄養バランスのよい食事をとって、体の毒素となる食品添加物はできるだけ避けるのがベスト。さらに、肌によい食べ物をとるとなおよいでしょう。

　中国の伝統医学をもとにした「薬膳」では、肌に酸素や栄養を届ける「血」を補う食べ物を食べると、肌がうるおい、いきいきすると言われます。血を補う食べ物には黒ごまやきくらげなどの黒い食べ物や卵の黄身、豚レバー、牛乳などがあります。

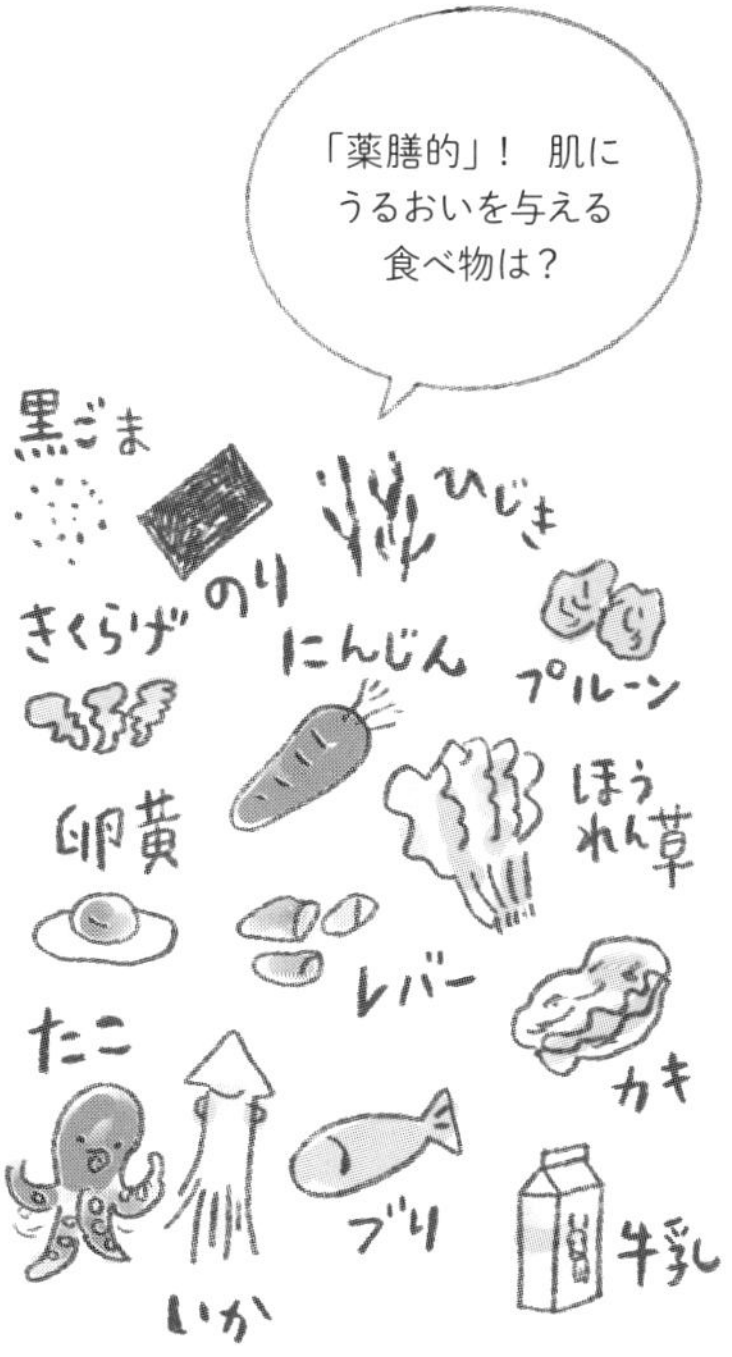

「薬膳的」! 肌にうるおいを与える食べ物は?
黒ごま
のり
ひじき
きくらげ
にんじん
プルーン
卵黄
ほうれん草
レバー
たこ
カキ
いか
ブリ
牛乳

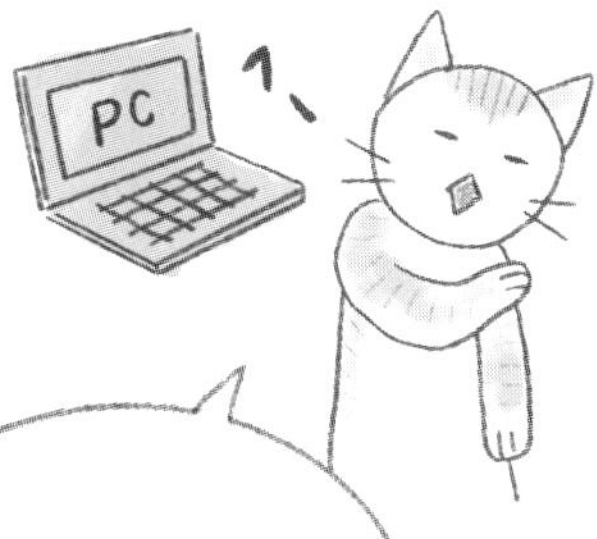

PC

刺激のしかた >>>

親指を立てて、筋肉の間に入れ込むように押す。

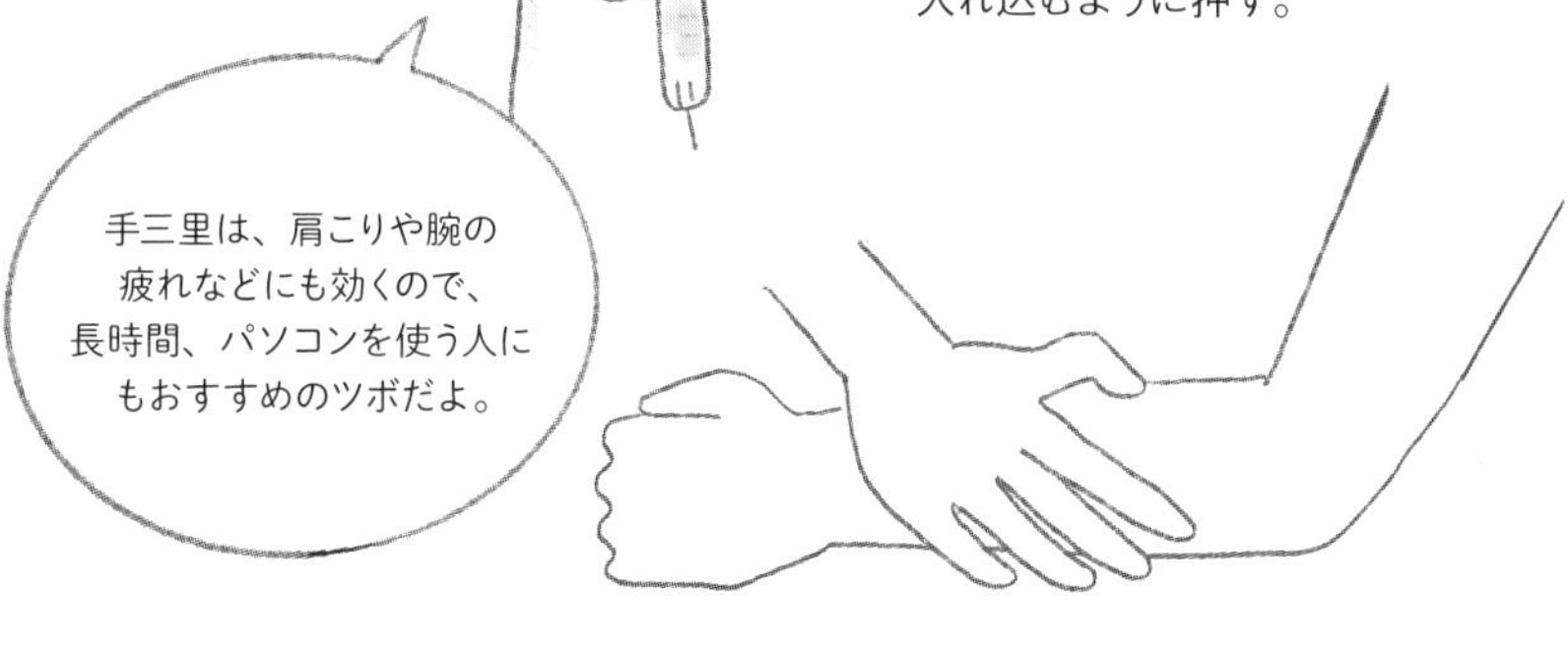

手三里は、肩こりや腕の疲れなどにも効くので、長時間、パソコンを使う人にもおすすめのツボだよ。

体型が気になりだしたら……
太りすぎに効くツボ

5つのツボでとくに重要!

合谷　　腎兪

5つのツボはストレス太り予防に効果があり、とくに合谷の効果は大。また、古くから代謝を高める働きがあると言われている腎兪の刺激もダイエットに効果的です。

このツボも効く!

噴門［ふんもん］

食欲や胃腸の働きに関わるツボ。耳周辺には、脳の満腹中枢《ちゅうすう》につながる神経が通っているため、刺激すると食欲を抑える効果があります。

見つけ方 ›››

耳の中の軟骨の出っぱりの下側にある。

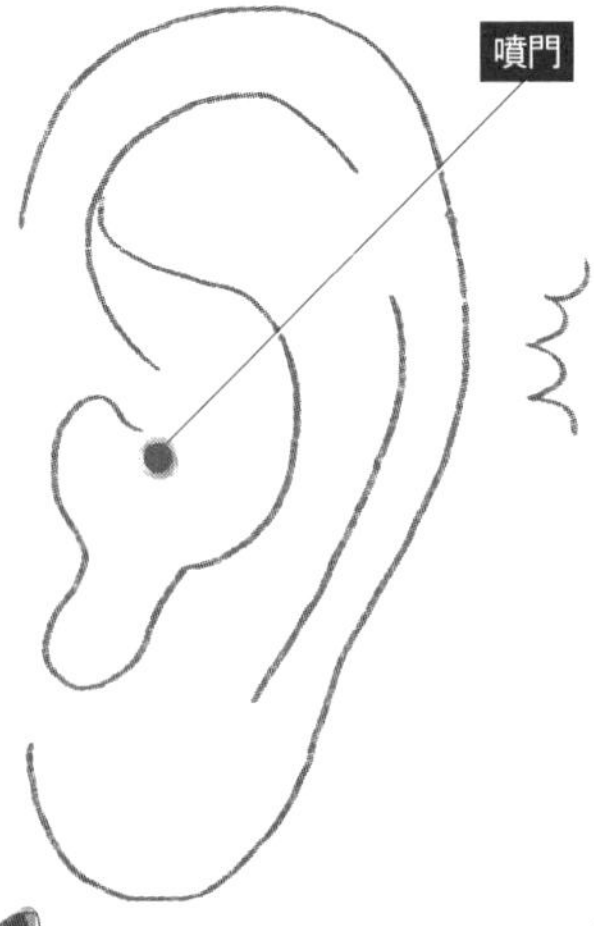
噴門

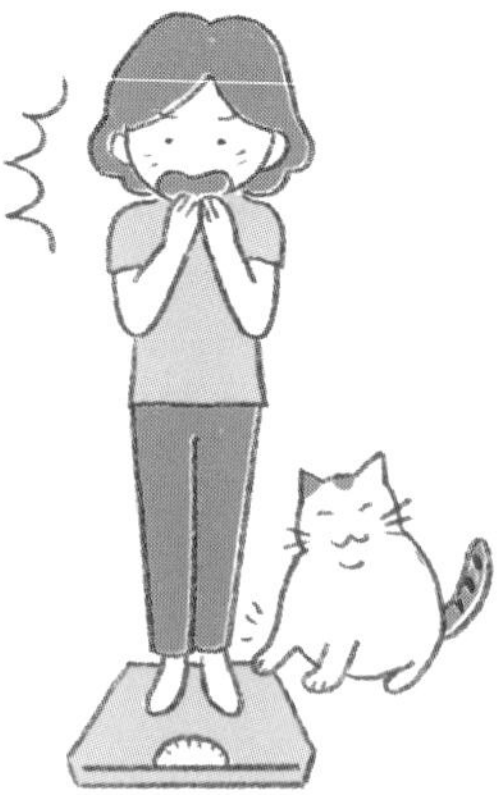

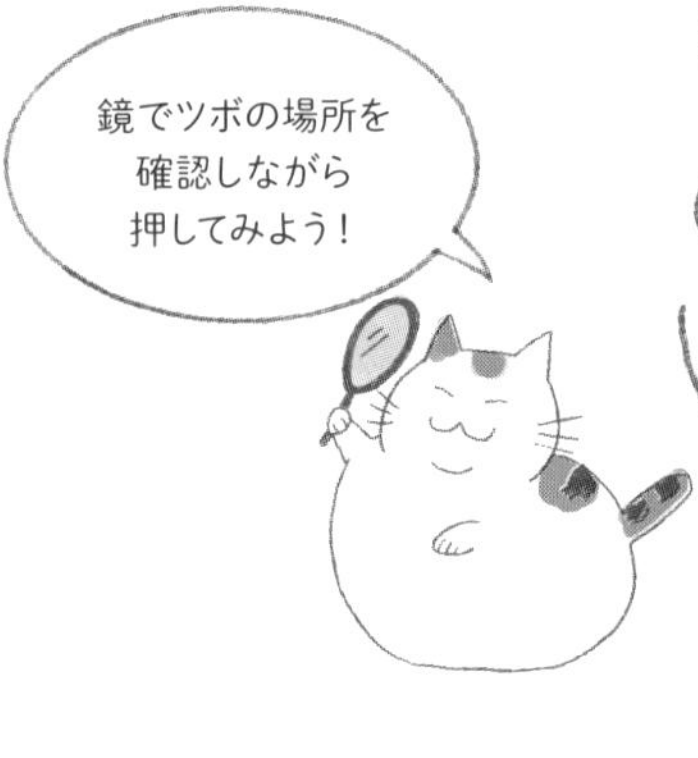
鏡でツボの場所を
確認しながら
押してみよう!

プラスαケア

すき間の時間でできる
「ドローイン」でやせやすい体に！

ダイエットに「運動」が欠かせないのはわかっているけれど、なかなか続けられない人も多いでしょう。そんな人におすすめなのが、「ながら運動」。「仕事の合間にストレッチをする」「電車のなかでつま先立ちや片足立ちをする」など、ちょっとの空き時間や気が向いたときに体を動かしてみては？

　おすすめなのが、おなかを引っ込めるだけの「ドローイン」という運動。おなかをへこませた状態を10〜30秒キープするだけで、インナーマッスルが鍛えられます。立っていても座っていても横になっていても、歩きながらでもできるので、すき間時間にドローインを行う習慣を始めてみましょう。

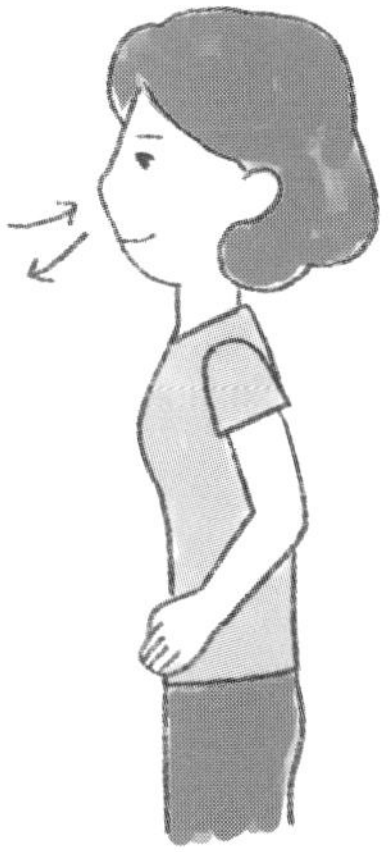

背筋をまっすぐに伸ばして、ゆっくり息を吐きながらおなか全体をへこませる。その状態を10〜30秒キープ。そのとき、呼吸は止めずに、胸式呼吸を続ける。これを3セット行う。

POINT!

食事の前に2〜3分間押すと◎

刺激のしかた >>>

綿棒を使って押すと押しやすい。親指の腹で押してもOK。

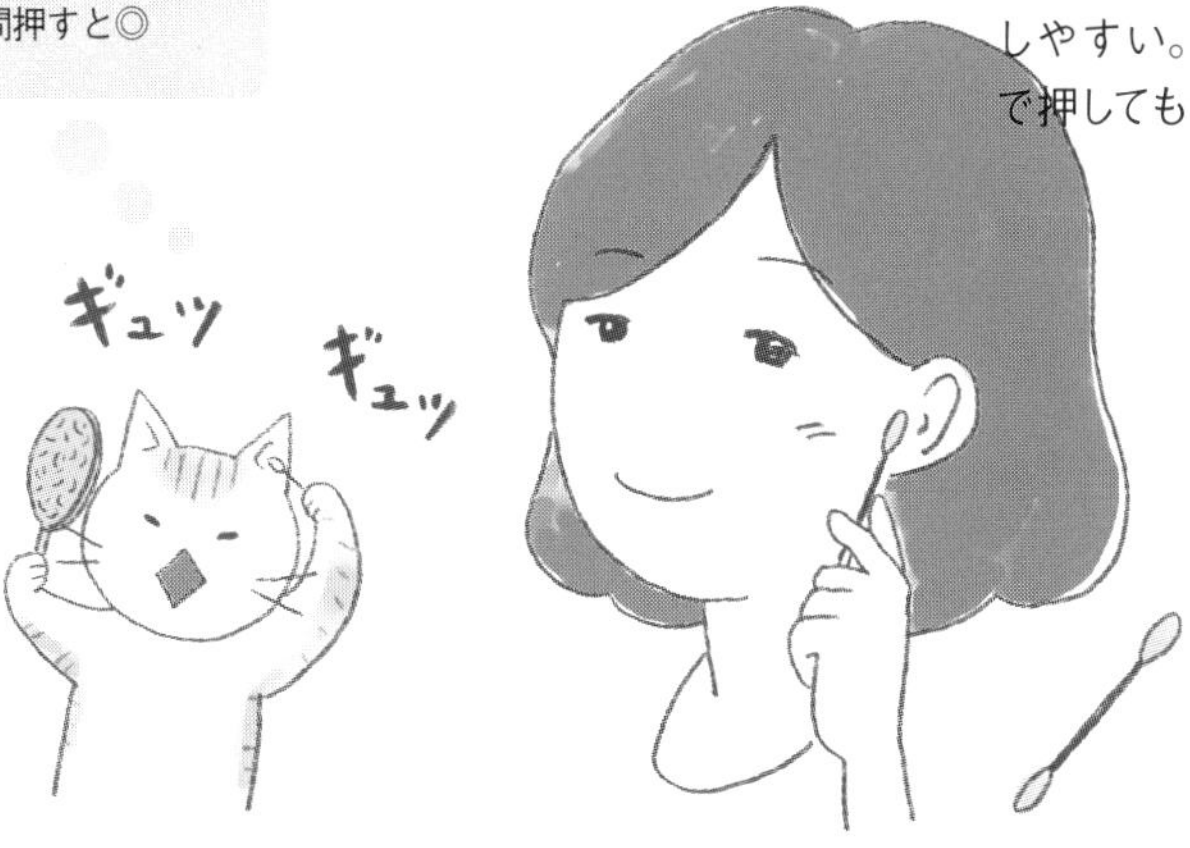

ガチガチで重い！ だるい！ 肩こりに効くツボ

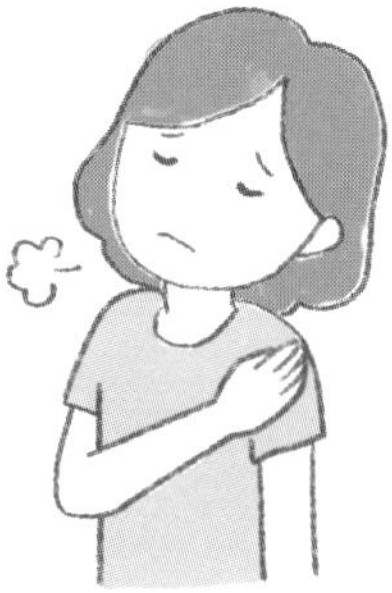

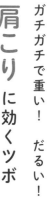

5つのツボでとくに重要！

風池　**合谷**

風池は首から肩にかけての筋肉の張りをやわらげる効果があります。上半身のさまざまな症状に効く合谷も肩こりに効果的。

このツボも効く！

肩井 ［けんせい］

肩こりをやわらげる代表的なツボ。ツボの下の血行がよくなり、肩こりが軽くなります。冷え性や頭痛にも効果的です。

見つけ方 >>>

首を前に傾けたとき、首の付け根に現れる骨の出っぱりと、肩先を結んだ線の中心にある。

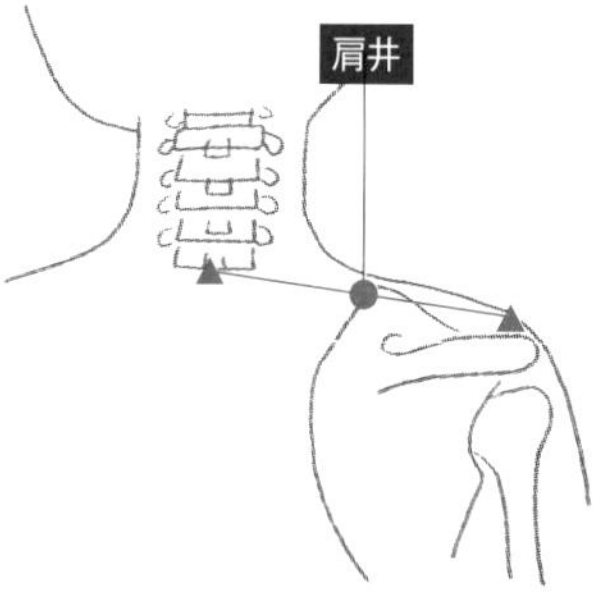

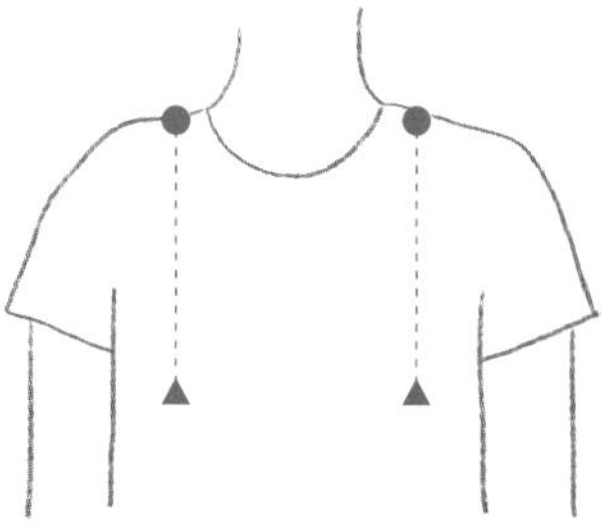

POINT!

バストトップの真上あたりの肩の一番高いところで、押すとズンと響く場所を探そう。

プラスαケア

入浴＋ストレッチで
頑固なこりをほぐそう！

長時間のデスクワークや運動不足、ストレスなどによる自律神経の不調などで血流が悪くなると、筋肉に疲労物質がたまって、これが肩こりの原因になります。肩こりを改善するには血行をよくして、筋肉の緊張をやわらげることが大切。

そこでおすすめなのが、入浴＋ストレッチです。最初は、ぬるめのお湯に肩までつかって体を温めてから、肩周辺を動かして、さらに筋肉をほぐしましょう。ただし、長湯はかえって体の負担になるので、入浴時間は10〜20分程度を目安に。

【たとえばこんなストレッチを！】

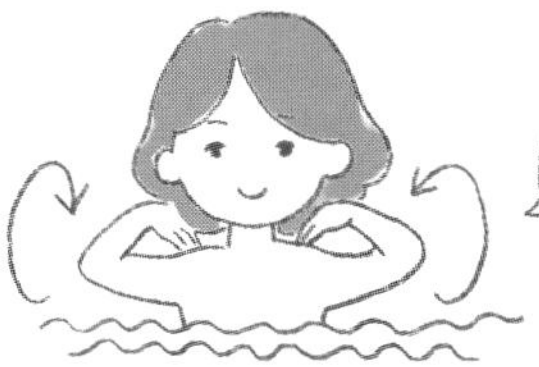
反対
回しも！

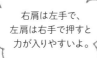

両手を両肩に置いて胸を開き、肩を前に10回、後ろに10回回す。肩甲骨から大きく動かすこと。

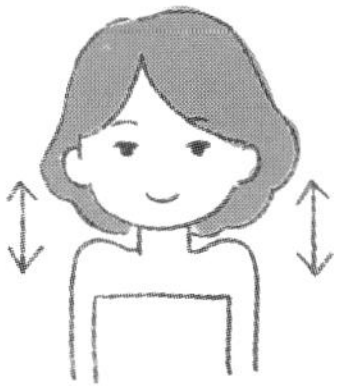

「肩をぐっと持ち上げて、一気に力を抜く」を10回繰り返す。

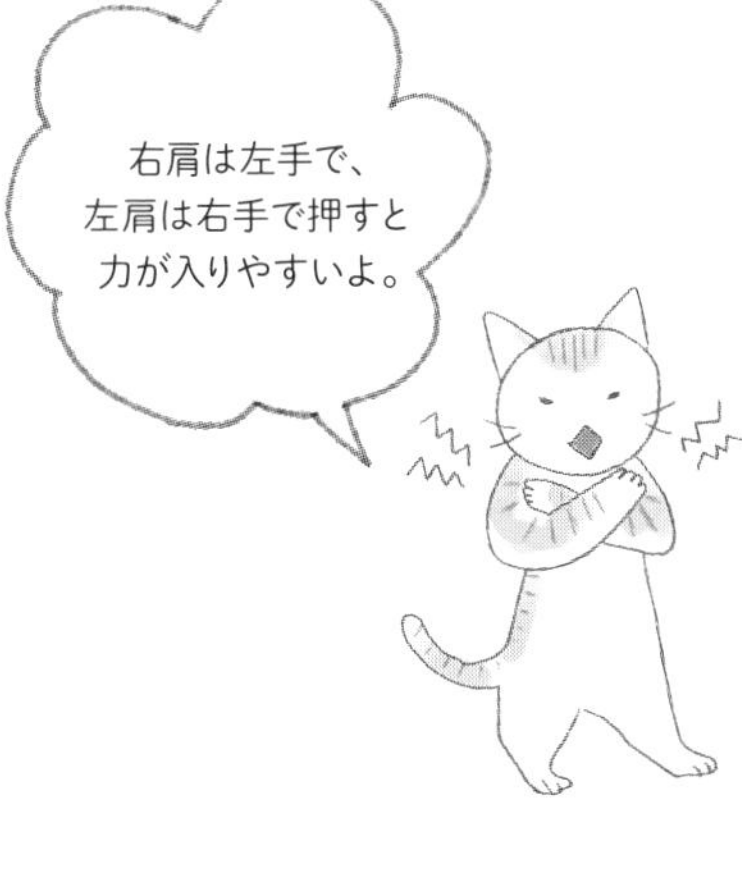
右肩は左手で、
左肩は右手で押すと
力が入りやすいよ。

刺激のしかた >>>

人差し指と中指をそろえて
ツボに当て、垂直に押す。

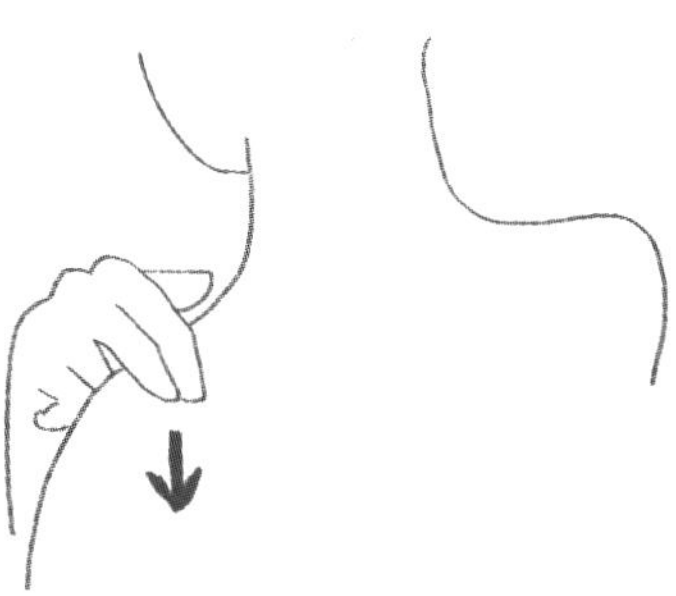

足がパンパン、顔がはれぼったい むくみに効くツボ

5つのツボでとくに重要！

足三里　　**三陰交**

5つのツボで自律神経を整えて、血流がスムーズになると、余分な水分が排出されやすくなってむくみが改善します。とくに全身の血行をよくする三陰交や足のトラブルに効果的な足三里は重点的に刺激を。

このツボも効く！

四白［しはく］

顔のむくみに効くツボ。目のまわりを中心とした顔の血行をよくして、たまった老廃物の排出をうながす効果があります。また、疲れ目や血行不良が原因のクマにも効果的。

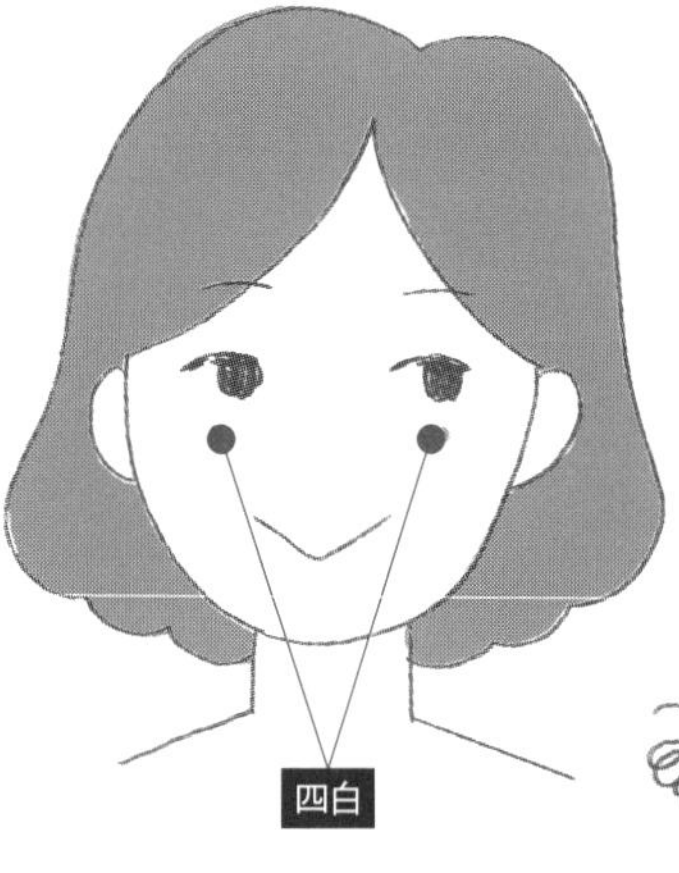
四白

見つけ方 >>>

両目の瞳の真下で、目の下の骨のへりから指0.5本分下。骨のわずかなくぼみにある。

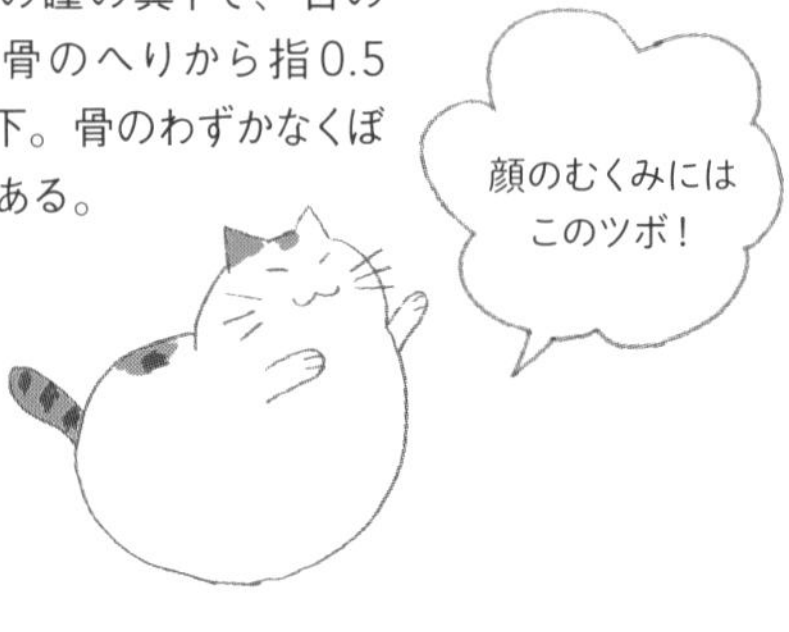
顔のむくみには
このツボ！

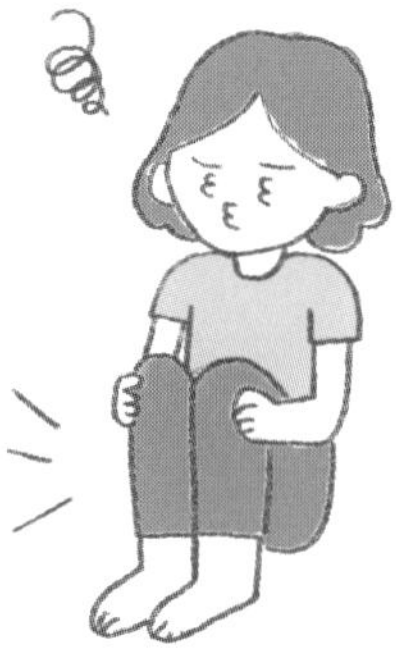

プラスαケア

脚の筋肉を鍛えて、むくみ改善

「つま先立ちスクワット」

運動不足で下半身の筋力が低下していると、血液を心臓へと送り出す力が弱くなるので、むくみがひどくなります。足のむくみを改善・予防するために、下半身の筋肉を鍛えましょう。

おすすめなのが、スクワットにつま先立ちをプラスした「つま先立ちスクワット」。太ももやおしりの筋肉に加えて、ふくらはぎの筋肉にも効きます。ふくらはぎは第2の心臓とも言われる場所。ここを鍛えれば、むくみや冷えの改善に役立ちます。

【つま先立ちスクワットのやり方】

❶足を肩幅よりやや広く開いて立ち、つま先は外側に向ける。お尻を突き出すようにしてひざをゆっくりと曲げて、太ももと床が平行になるまで腰を落とす。
❷ゆっくりとひざを伸ばしながら、かかとを上げてつま先立ちをする。これを10回繰り返す。

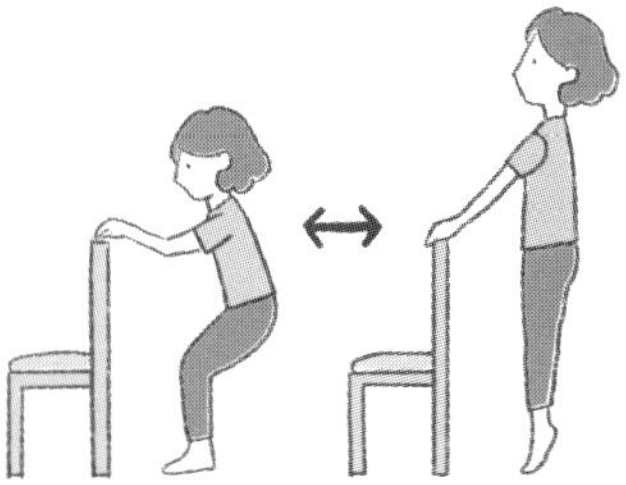

POINT!

つめで跡がついてしまうのが気になる人は、綿棒を使って刺激してもOK！　綿棒を短く持って目に入らないようにご注意を。

刺激のしかた ›››

人差し指をツボに当て、小さな円を描くように刺激する。

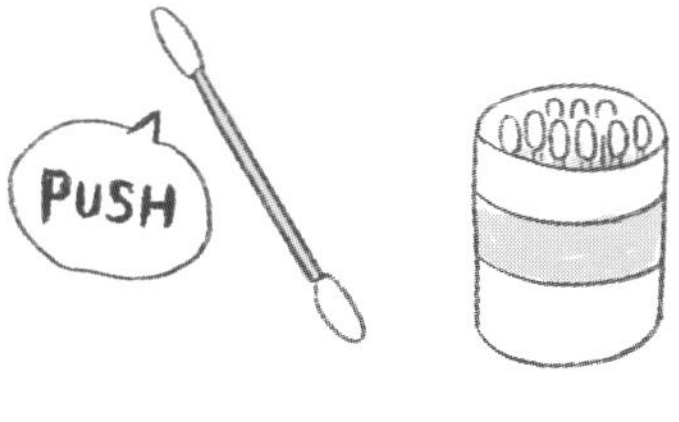

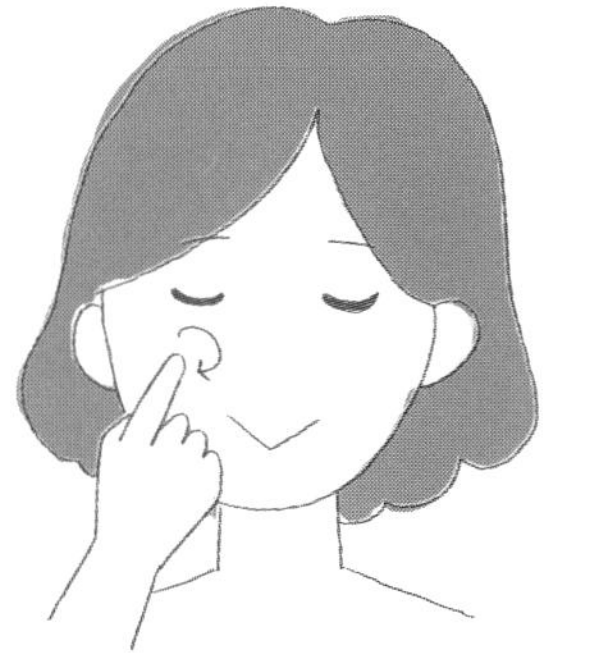

続く痛みや重だるさがイヤ！

腰痛に効くツボ

5つのツボでとくに重要！

合谷　　腎兪

腰痛の8割はストレスが原因だと言われていて、5つのツボはどれも効果的。とくに脳に刺激が伝わりやすい合谷を刺激すると、脳内麻薬が出て、痛みをやわらげる効果が高いでしょう。腎兪で腰を直接刺激するのも◎。

このツボも効く！

大腸兪 [だいちょうゆ]

腰が痛いとき無意識に手を当ててしまう腰の下のほうにあるツボ。ここを刺激すると腰の筋肉のこわばりをほぐして、痛みやだるさをやわらげることができます。

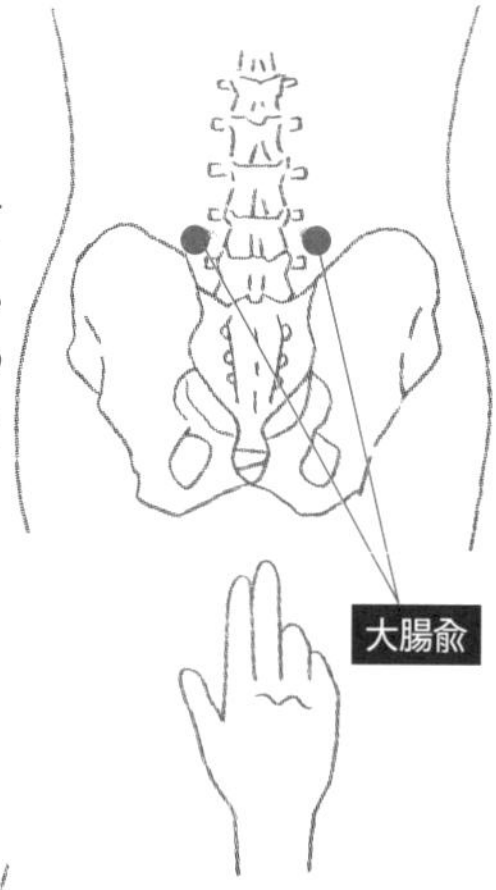

POINT!

指で腰骨の出っぱりを確認して、ツボの位置を探そう！

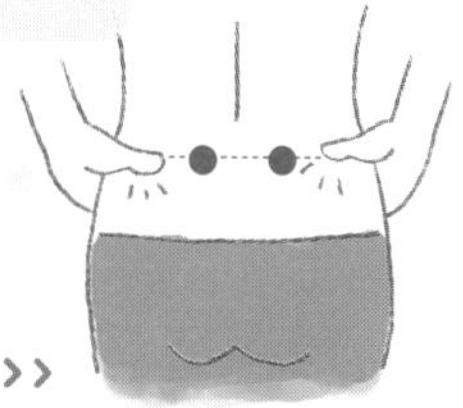

見つけ方 ＞＞＞

腰骨の一番上（出っぱているところ）を結んだ線上で、背骨から左右に指2本分外側のところ。腎兪の下にある。

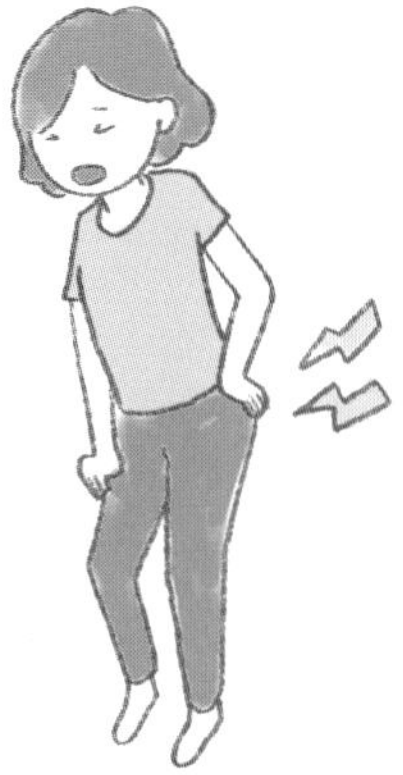

プラスαケア

気持ちも体もほぐす効果あり
「ヨガ」で腰痛を改善

筋肉のこわばりをほぐして血行をよくする効果のあるヨガ。また、体を動かしながら、大きく深い呼吸を繰り返すので、リラックス効果も高いと言われています。ストレスによる腰痛にピッタリの運動です。腰痛に効果のあるヨガのポーズはいくつかありますが、ここではそのひとつ「英雄のポーズ」を紹介します。

【英雄のポーズのやり方】

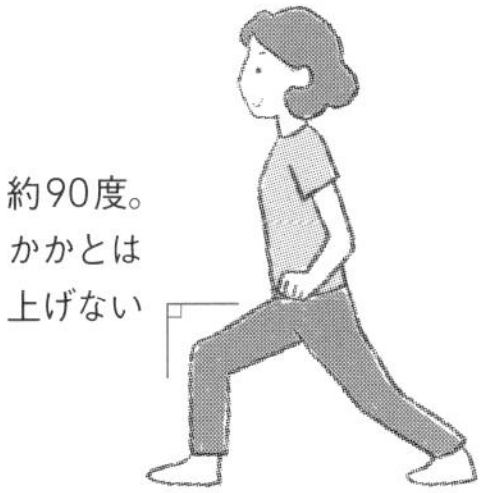
約90度。
かかとは
上げない

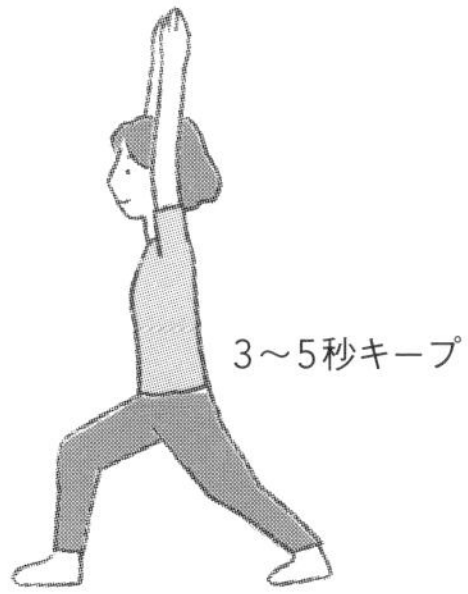
3～5秒キープ

❶まっすぐに立ち、右足を大きく前に出し、左足のつま先を約45度外側に向ける。息を吐きながら右足のひざを曲げて、腰を落とす。

❷息を吸いながら腕を上げて、両手を頭の上で合わせ、顔を少し上に向ける。上半身が伸びているのを感じながら、吸って、吐いてを繰り返す。

※痛みがひどい場合は控えましょう。治療中の方は医師に相談してから行ってください。

刺激のしかた ›››

仰向けに横になって、左右のツボのあたりにテニスボールを2個入れて、体重をかけるようにして刺激する。

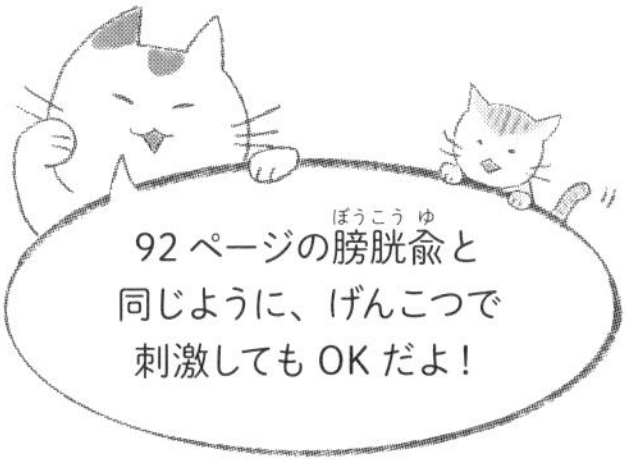
92ページの膀胱《ぼうこう》兪《ゆ》と
同じように、げんこつで
刺激してもOKだよ！

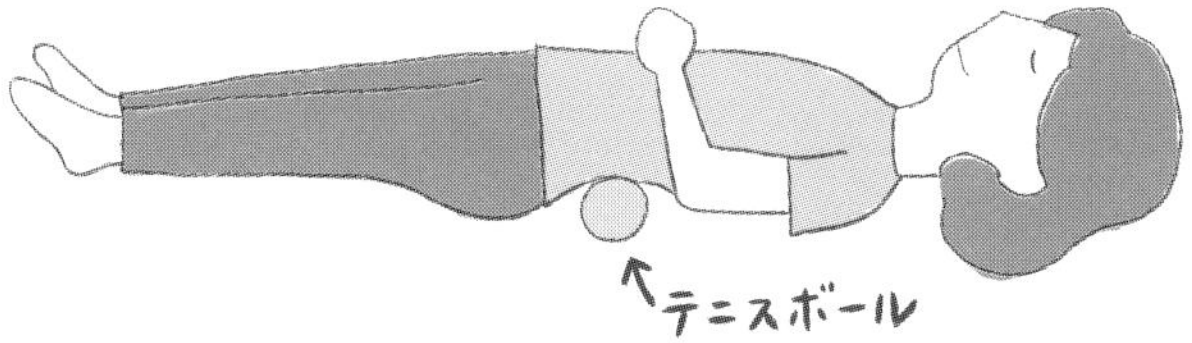
テニスボール

多くの女性が悩む〝万病の元〟

冷えに効くツボ

5つのツボでとくに重要！

三陰交　足三里

三陰交は冷えを改善してくれる特効ツボで、全身の血行を促進する効果があります。また、足三里は胃や足のトラブルによく効くツボ。胃腸の働きが低下して起こるおなかの冷えや、足の冷えにとくに有効です。

このツボも効く！

井穴［せいけつ］

井穴とは手の指先にあるツボの総称です。指の先には神経が密集していて、ここを刺激すると自律神経のバランスが調整されるため、血流がスムーズに。冷えが改善されます。

見つけ方 ›››

つめの生え際の両角にある。

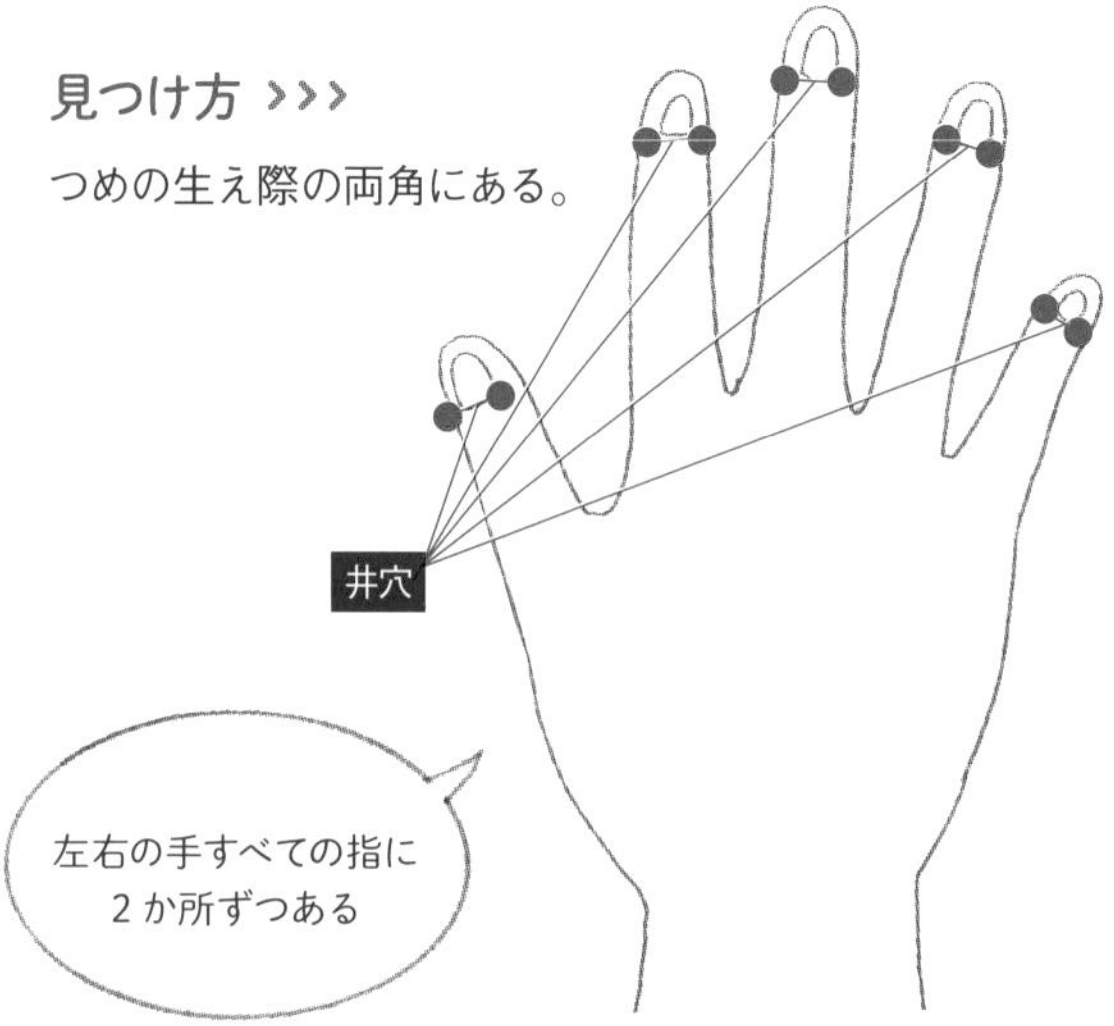
井穴
左右の手すべての指に
2か所ずつある

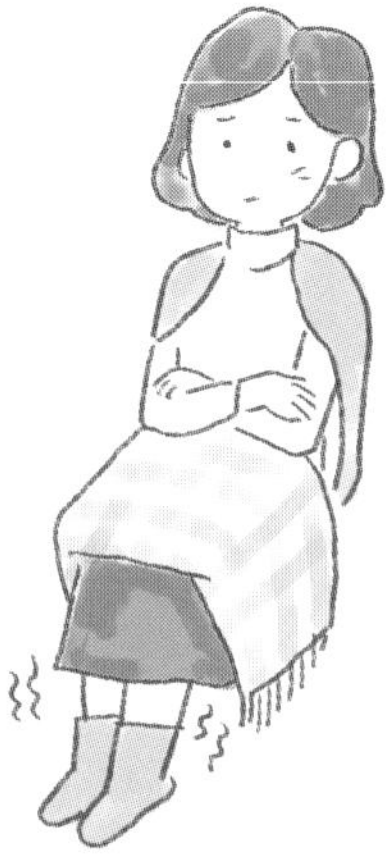

プラスαケア

飲めば体がポカポカ

「ショウガ紅茶」で冷え対策

冷えをやわらげるには、食べ物や飲み物で体のなかから温める方法も効果的です。体を温める効果のある食べ物として真っ先に思い浮かぶものと言えば「ショウガ」でしょう。

ショウガのショウガオールという成分には、血行を促進して体を温める効果があります。ただしショウガオールは、生のショウガには含まれていません。ショウガを乾燥させたり、加熱したりすると、ショウガに含まれるジンゲロールが変化してショウガオールになります。冷えを改善するには、温めたショウガを。

おすすめなのは、紅茶にショウガを加えた「ショウガ紅茶」。ティータイムに手軽に冷え対策を。

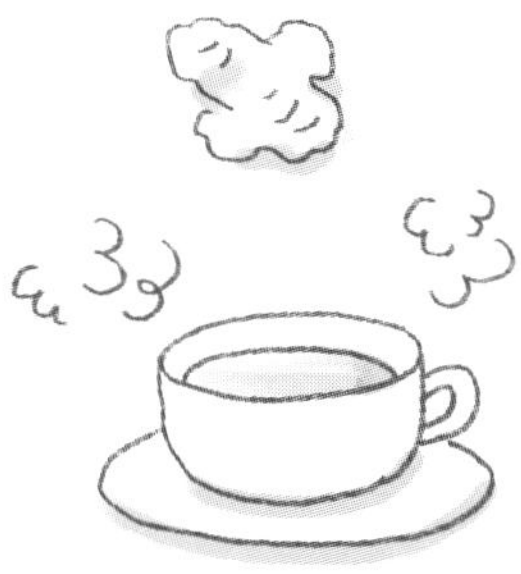

紅茶のティーバッグとショウガのすりおろしを小さじ1杯くらいカップに入れ、熱湯を注いで2～3分待てば出来上がり。お好みではちみつやオリゴ糖などを加えてもOK！

刺激のしかた >>>

親指と人差し指でつめの生え際をつまみ、つめを立てるようにして刺激する。

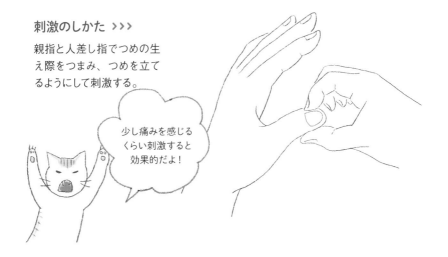

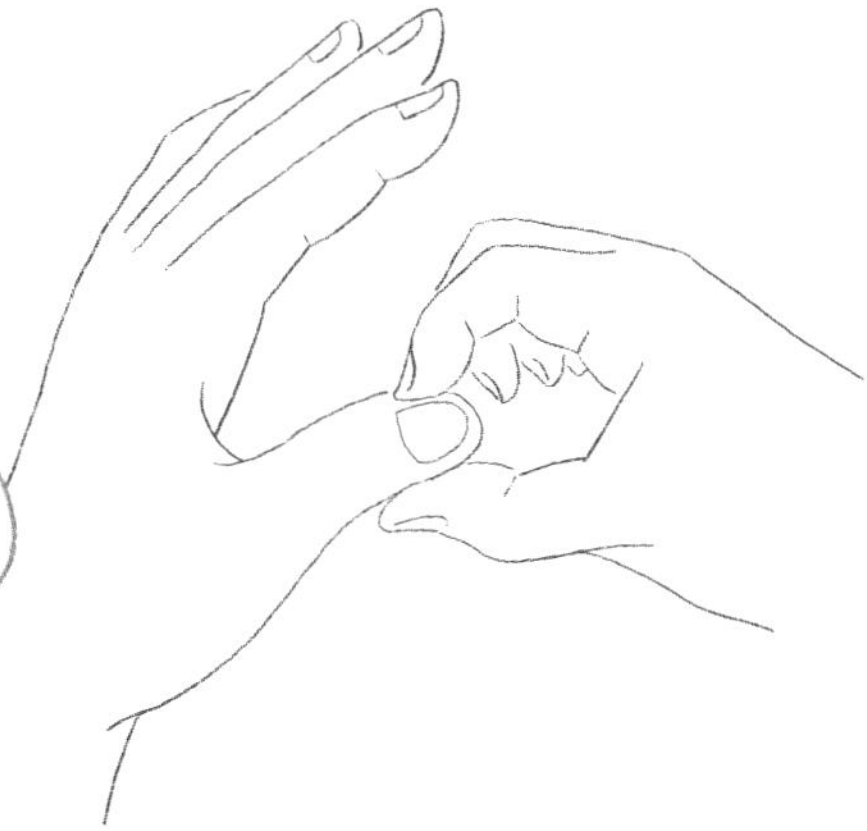

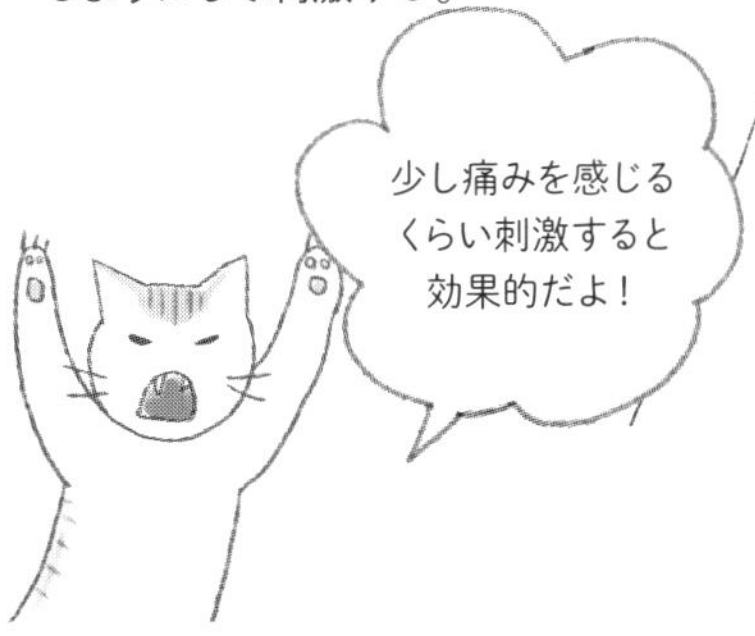
少し痛みを感じるくらい刺激すると効果的だよ！

急なほてりやのぼせなど更年期の症状

ホットフラッシュに効くツボ

5つのツボでとくに重要！

三陰交

ホットフラッシュの原因は自律神経の乱れ。女性ホルモンが低下すると、ホルモンの分泌をコントロールする自律神経のバランスも崩れやすくなるからです。5つのツボ、とくに女性の悩みに効く三陰交の刺激が効果的です。

このツボも効く！

太衝［たいしょう］

ホルモンのバランスや血液の流れなどを調整する働きがあると言われるツボで、ホットフラッシュを改善します。

見つけ方 >>>

足の甲で、親指と人差し指の間をたどっていった先のくぼみ。

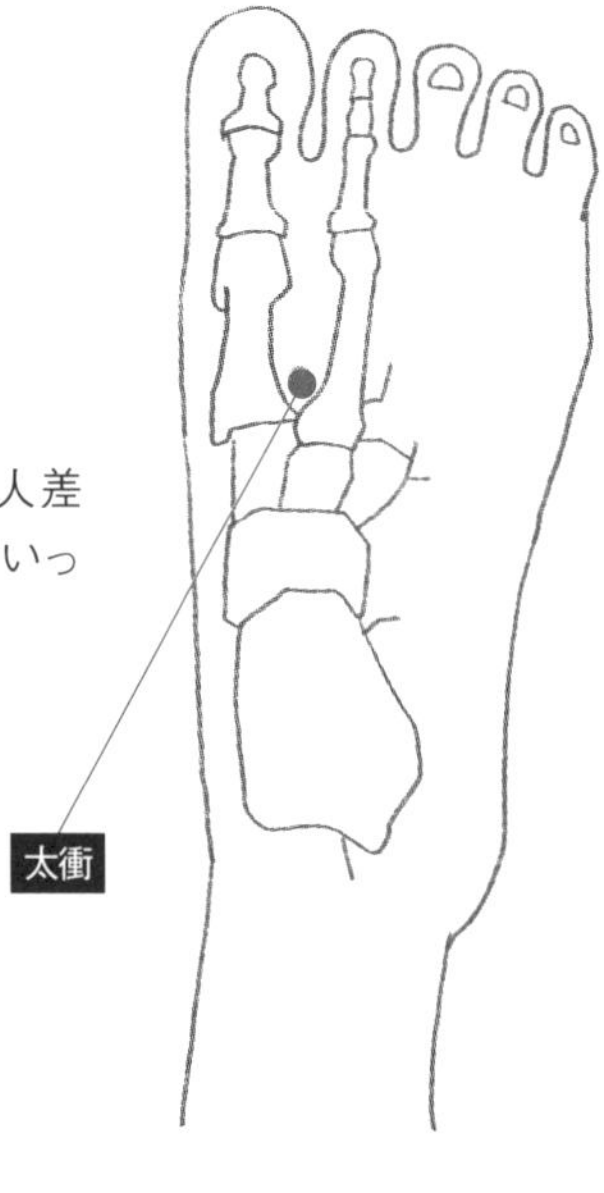

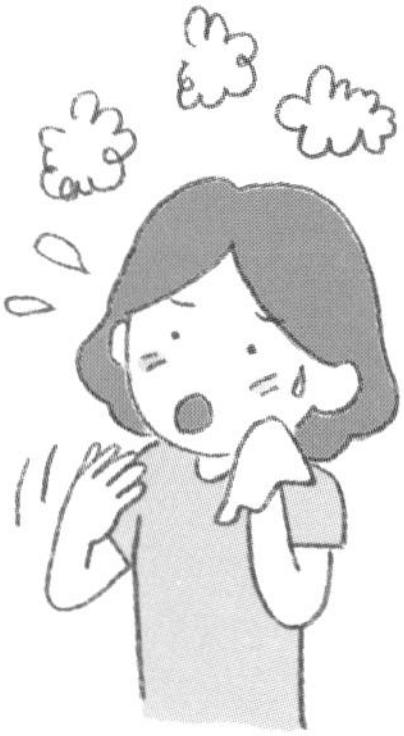

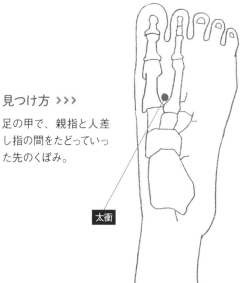

プラスαケア

更年期の症状に困ったとき

おすすめの「漢方薬」は?

更年期障害といっても、その症状は人それぞれ。ホットフラッシュのほか、頭痛やめまい、耳鳴り、動悸、疲労感、皮膚のかゆみや湿疹《しっしん》、不眠、イライラ、不安感など多岐にわたります。また、重い人もいれば軽い人もいます。生活に支障が出るほど重い症状がある人に試してほしいのが、漢方薬です。

漢方薬は体質を改善して体のバランスを整える効果があるので、ホットフラッシュだけでなく、更年期のさまざまな症状をまとめて改善できます。そのためには、自分の体質や症状に合った漢方を選ぶことが大切。漢方にくわしい薬剤師や医師に相談するとよいでしょう。

【更年期障害に使われるおもな漢方薬】

加《か》味《み》逍《しょう》遥《よう》散《さん》

体力が中等度以下の人向け。イライラや不安感、不眠などの精神症状がある人に。

当《とう》帰《き》芍《しゃく》薬《やく》散《さん》

体力が低下気味の人向け。冷え性で、貧血傾向があり、疲れやすい人に。

桂《けい》枝《し》茯《ぶく》苓《りょう》丸《がん》

比較的体力がある人向け。のぼせやすく、下腹部に違和感や痛みがある人に。

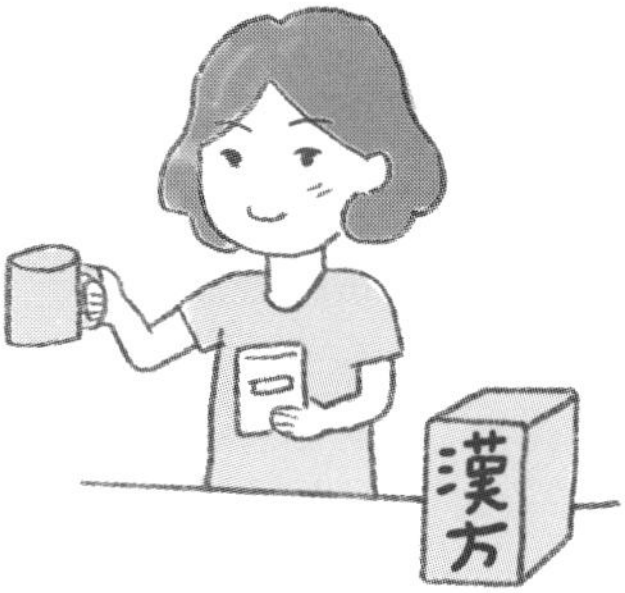
漢方

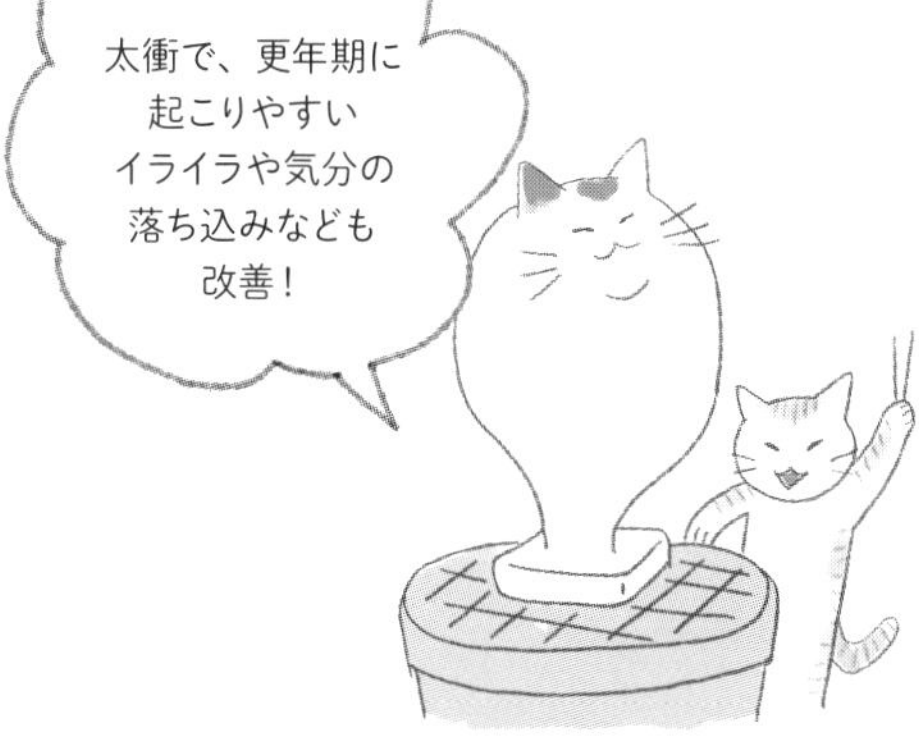
太衝で、更年期に
起こりやすい
イライラや気分の
落ち込みなども
改善!

刺激のしかた >>>

骨と骨の間に親指を入れ込むように押す。

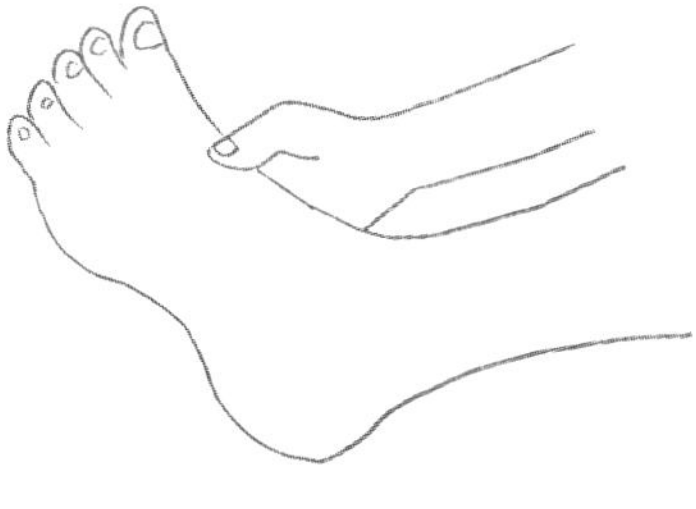

目がぐるぐる回ったり、ふらついたり……

めまいに効くツボ

5つのツボでとくに重要！

風池

原因不明のめまいの場合、肩こりが原因の場合が多くあります。首から肩の筋肉が固くなり、平衡感覚をつかさどる脳や耳への血流が悪くなったり、首を通る自律神経の働きにも悪影響があるからです。風池を刺激して、直接自律神経に働きかけるとともに、こりをほぐすと、めまいの改善に役立ちます。

このツボも効く！

翳風［えいふう］

頭や耳、肩への血行を促進して首こり、肩こりを改善し、めまいをやわらげます。めまいと同時に起こりやすい耳鳴りも同時に改善します。そのほか顔のむくみや頭痛にも効果的です。

見つけ方 >>>

左右の耳たぶの後ろの一番くぼんだ部分。

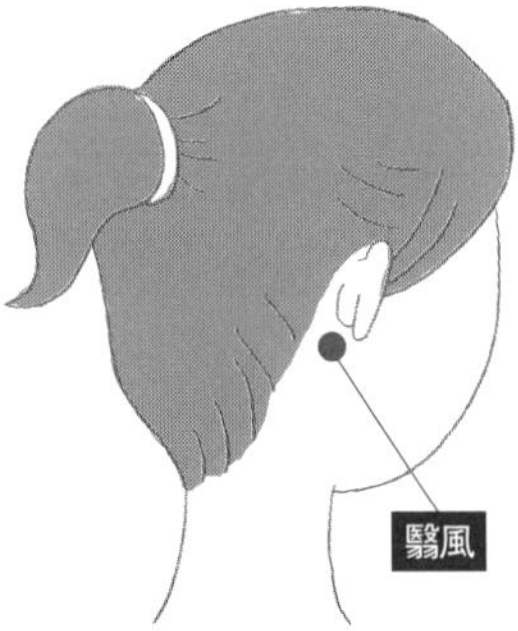

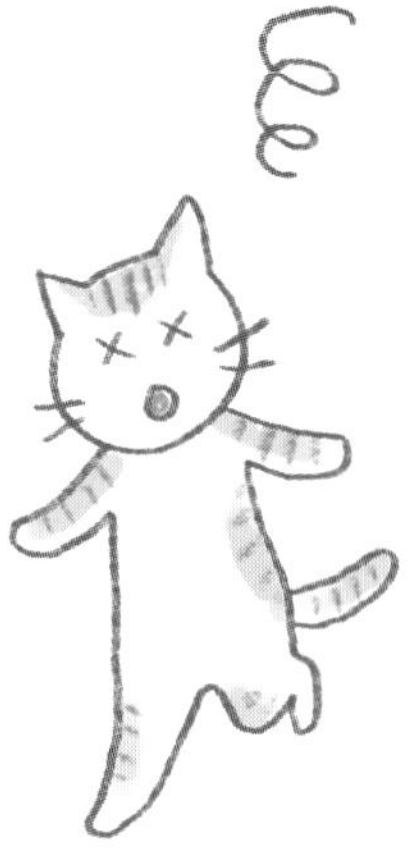

※めまいの症状がおさまらなかったり、そのほかにも気になる症状がある場合には、まずかかりつけ医に相談を。

プラスαケア

「アロマオイルの香り」で めまいにサヨナラ！

自律神経が乱れると、全身の血流が停滞したり、ストレスに弱くなったりするため、めまいの原因になります。そんな自律神経の不調によるめまいを感じる人におすすめなのが、アロマテラピーです。鼻から吸い込まれた香りは脳の「大脳辺縁系」という部分に直接伝わり、そこから自律神経を司る視床下部に伝えられ、交感神経と副交感神経のバランスを整えます。

いい香りをかぐと心や体がホッとリラックスするのは、香りが自律神経に作用している証拠。自分が好きなアロマオイルを選んで、香りを楽しみましょう。

【めまいにおすすめのオイルは？】

●ラベンダー（心を落ち着かせる効果が高い人気のオイル）
●ネロリ（ビターオレンジの花から抽出されたオイルで、さわやかな香り）
●サンダルウッド（白檀。お香を思わせるエキゾチックな香り）

お湯を入れたマグカップに数滴垂らしたり、ティッシュに垂らして直接かいだりしてみて！

刺激のしかた ›››

人差し指を曲げて、第2関節をツボに当てる。斜め上に向かってイタ気持ちいいくらいの強さで押す。

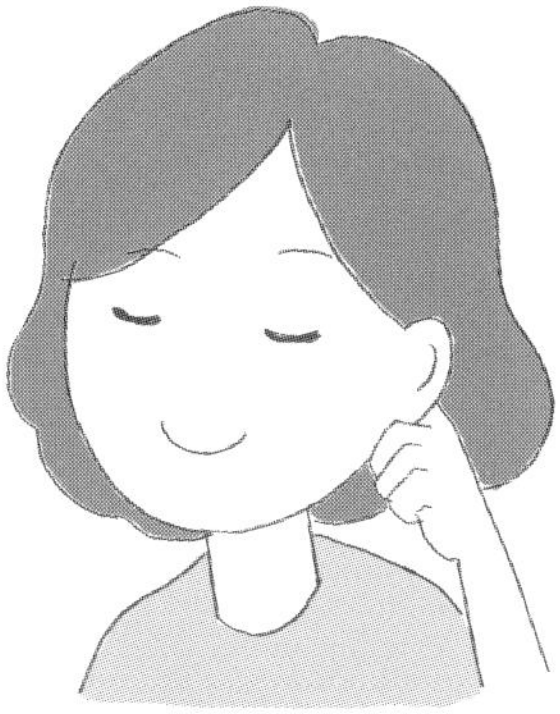

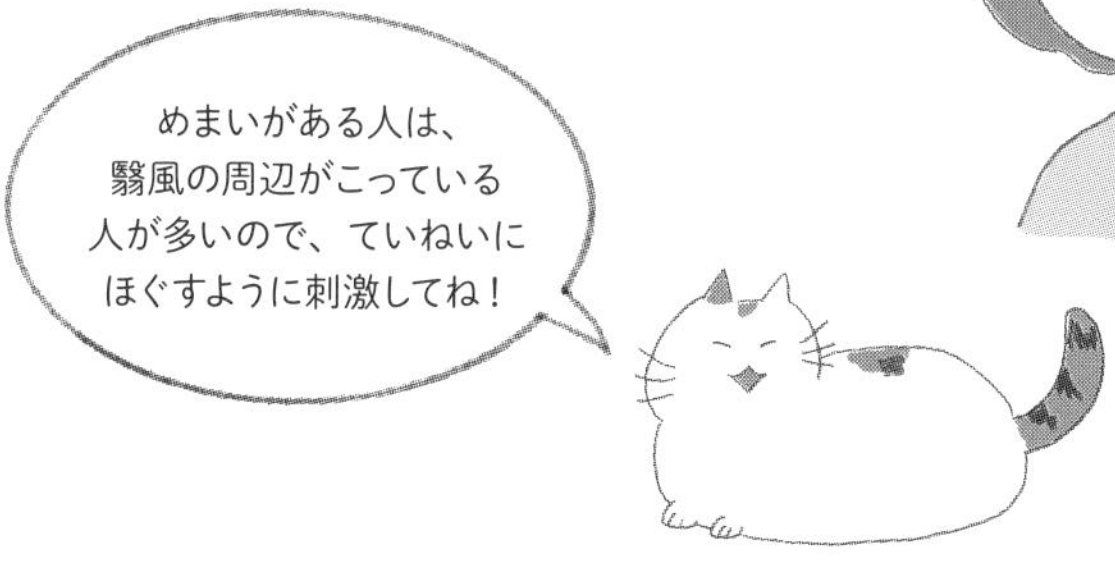
めまいがある人は、
翳風の周辺がこっている
人が多いので、ていねいに
ほぐすように刺激してね！

動くと関節がズキン、ズキン

ひざの痛みに効くツボ

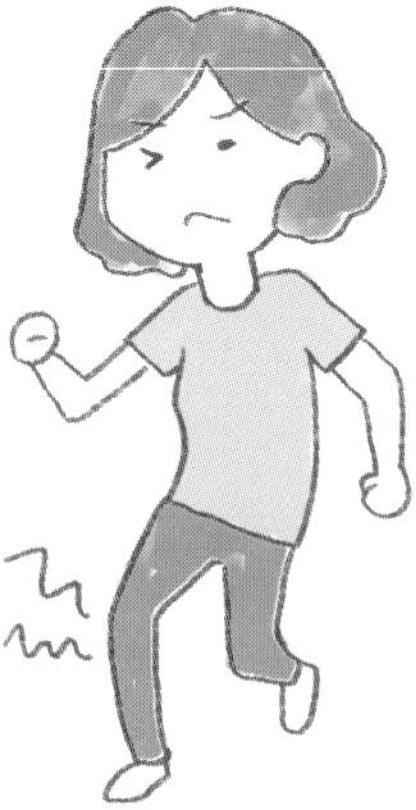

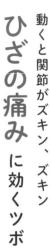

5つのツボでとくに重要！

足三里　　**三陰交**

足三里、三陰交は鎮痛効果に加えて、足の筋肉のこわばりや冷えを改善する働きもあるので、とくに有効です。

このツボも効く！

陰陵泉［いんりょうせん］

ひざの内側にあり、ひざ関節の血行をよくして筋肉の動きをよくしたり、余分な水分の排出を助けて痛みをやわらげます。

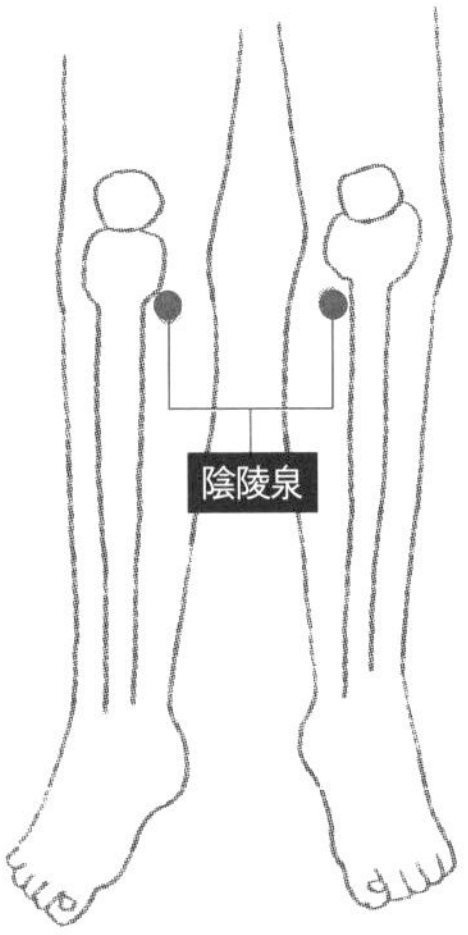

見つけ方 >>>

ひざの内側で、ひざのお皿の下から指４本分下、すねの骨の際にある。

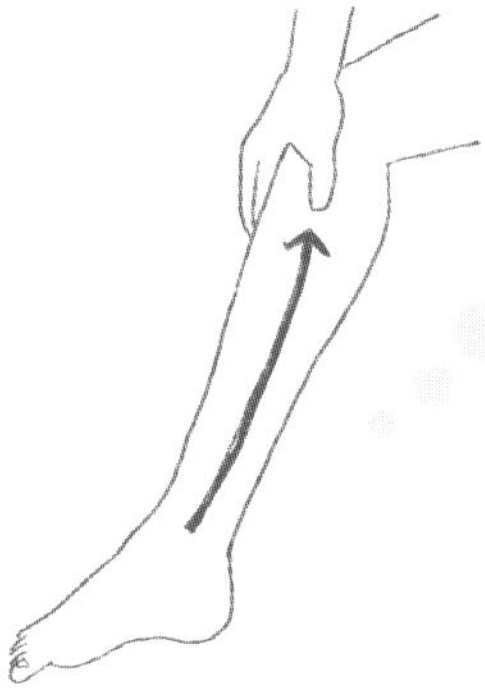

POINT!

足首のほうから、すねの骨の際をたどって指を上へ移動させたとき、指が止まるところがツボ。

プラスαケア

「正しい歩き方」で
筋肉を鍛えて、痛みを改善

ひざ痛の原因のひとつに歩き方があります。たとえば、足の外側に重心がかかって〇脚になっていたり、足を前に出したときひざが曲がっていたりするのはNG。ひざに負担をかけて、関節を変形させ、それが痛みにつながります。正しい歩き方を習慣にして、ひざの痛みを予防・改善しましょう。正しい歩き方をすれば、太ももやおしりの筋肉を正しく使えるようになるため、運動効果もアップ。さらにひざへの負担を軽くできます。

【 正しい歩き方のポイント 】

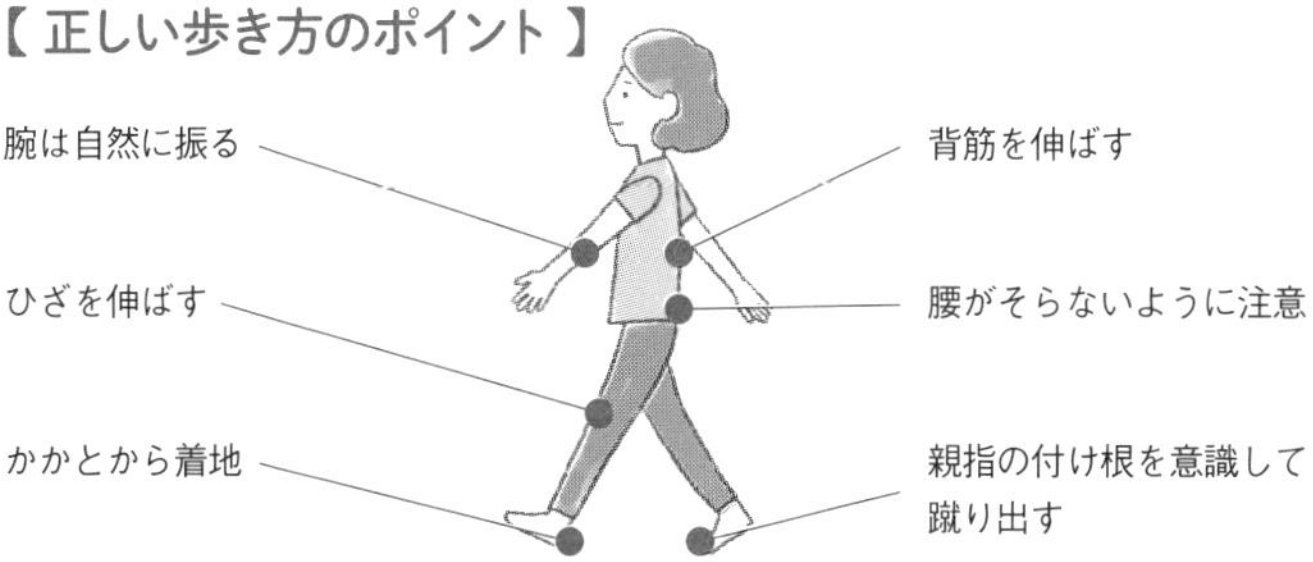
腕は自然に振る
背筋を伸ばす
ひざを伸ばす
腰がそらないように注意
かかとから着地
親指の付け根を意識して蹴り出す

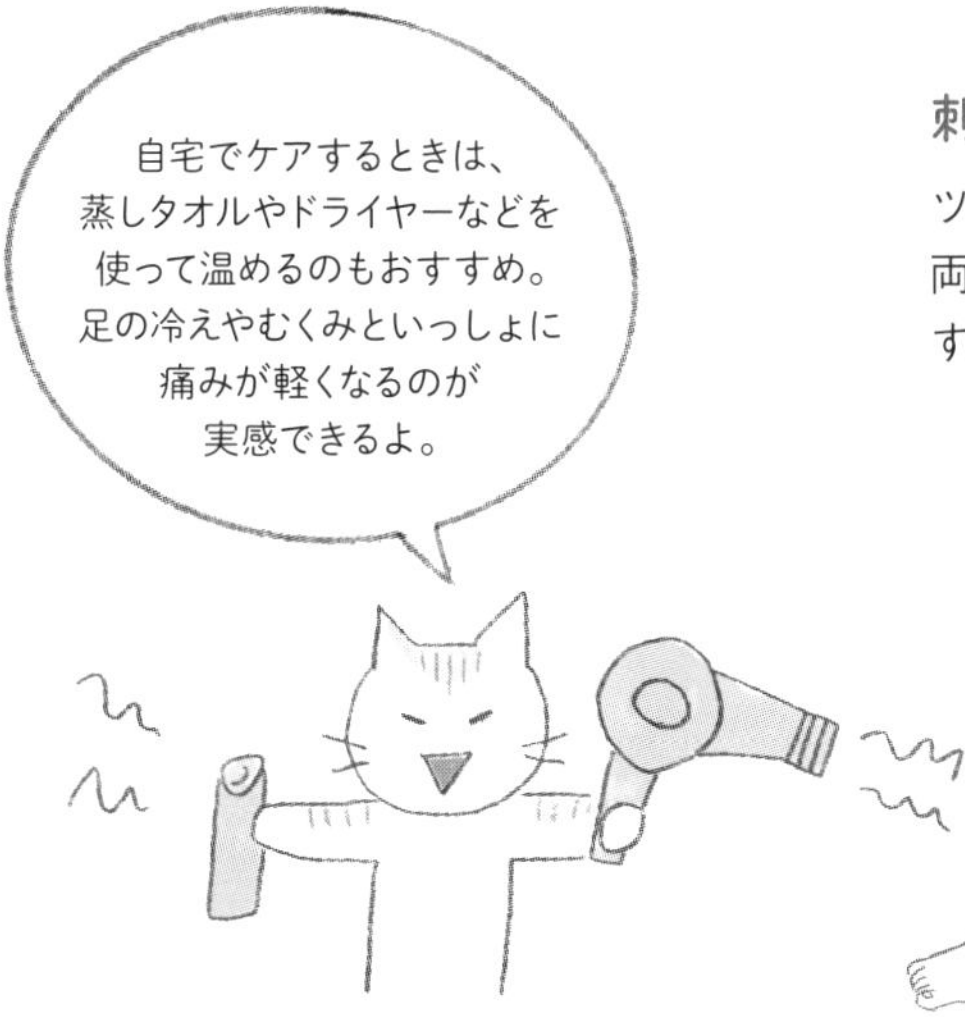
自宅でケアするときは、
蒸しタオルやドライヤーなどを
使って温めるのもおすすめ。
足の冷えやむくみといっしょに
痛みが軽くなるのが
実感できるよ。

刺激のしかた >>>

ツボに左右の親指を重ねて置き、両手で足をつかむようにして押す。骨のほうに向かって押して。

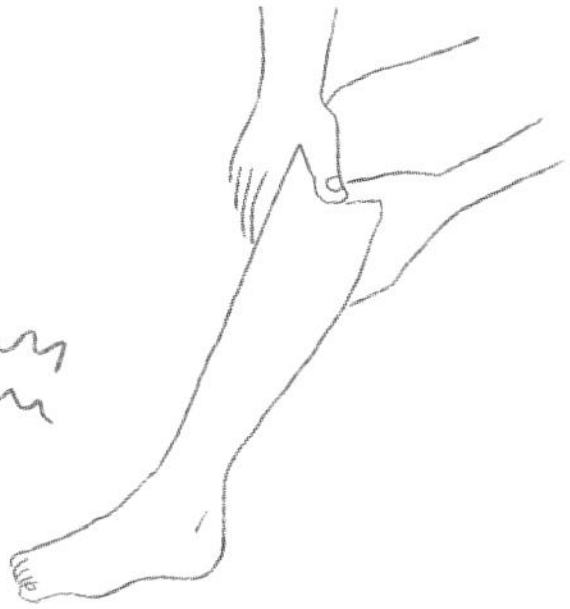

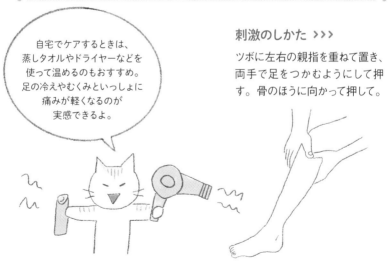

排水口にたまった毛にびっくり！
抜け毛に効くツボ

5つのツボでとくに重要！

風池　　合谷

頭皮の血行不良は髪の栄養不足につながり、抜け毛を悪化させる原因になります。首から肩の筋肉をほぐし、自律神経も整える効果がある風池を刺激しましょう。首から上の症状に効く合谷もおすすめです。

このツボも効く！

角孫 [かくそん]

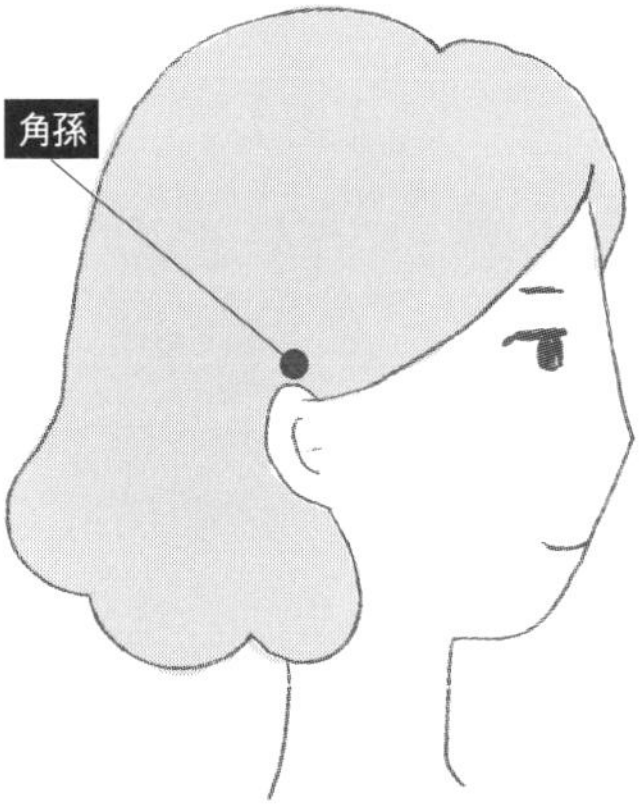

頭皮の緊張をほぐして、頭皮全体の血流をアップさせる効果があり、抜け毛予防になる。そのほか、頭痛や目の充血、歯の痛みなどにも効果的。

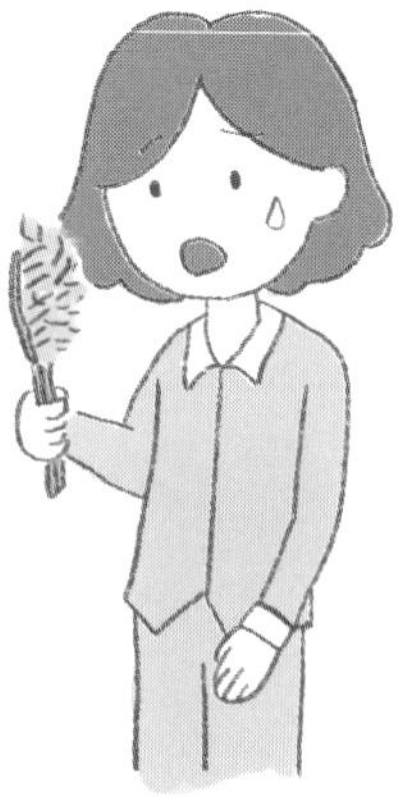

見つけ方 >>>

耳の一番高いところ、髪の生え際あたりにある。

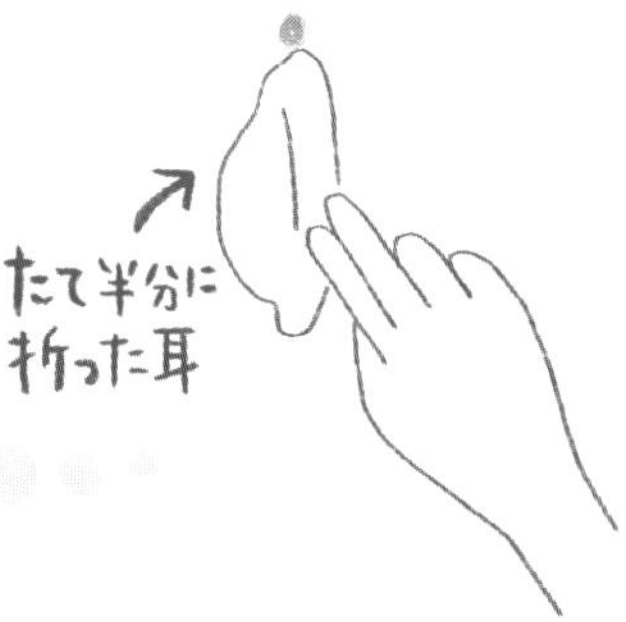

POINT!

耳を縦半分に折りたたんだとき、耳の一番上のところ。

プラスαケア

生活習慣を見直そう

「髪の毛に悪いNG習慣」とは？

年齢とともに気になり始める抜け毛。でも、もしかしたら「年のせい」だけではないかも！　髪の毛に悪い生活習慣が、抜け毛を増やしていることもあります。生活を見直して、髪の毛の健康を守りましょう！

紫外線によるダメージを防ぐ

紫外線によって肌が老化するように、頭皮だってダメージを受けます。外出するときはなるべく日傘や帽子、髪の毛にも使える日焼け止めスプレーなどでUVケアを。

自然乾燥はNG！

髪の毛を洗ったあと、濡れたままにしていると、頭皮が冷えて血流が悪くなります。また、雑菌も繁殖しやすくなり、頭皮のトラブルの原因に。結果、抜け毛のリスクを高めることに……。

髪の毛を洗ったら、なるべく早くドライヤーで乾かすようにしましょう。

洗いすぎ・つけすぎに注意

シャンプーのしすぎは、頭皮の乾燥の原因に。頭皮の状態が悪くなれば、抜け毛も増えてしまいます。シャンプーは1日1回までで、シャンプー剤のつけすぎにも注意を。

また髪の毛用のトリートメントは髪の毛だけにつけます。地肌につけすぎると、毛穴づまりの原因になります。

睡眠不足は大敵！

髪の毛の成長に関係する成長ホルモンは睡眠中にもっとも多く分泌されます。睡眠が不足すると、十分に髪の毛が成長しません。抜け毛予防には、睡眠を十分にとることも重要です。

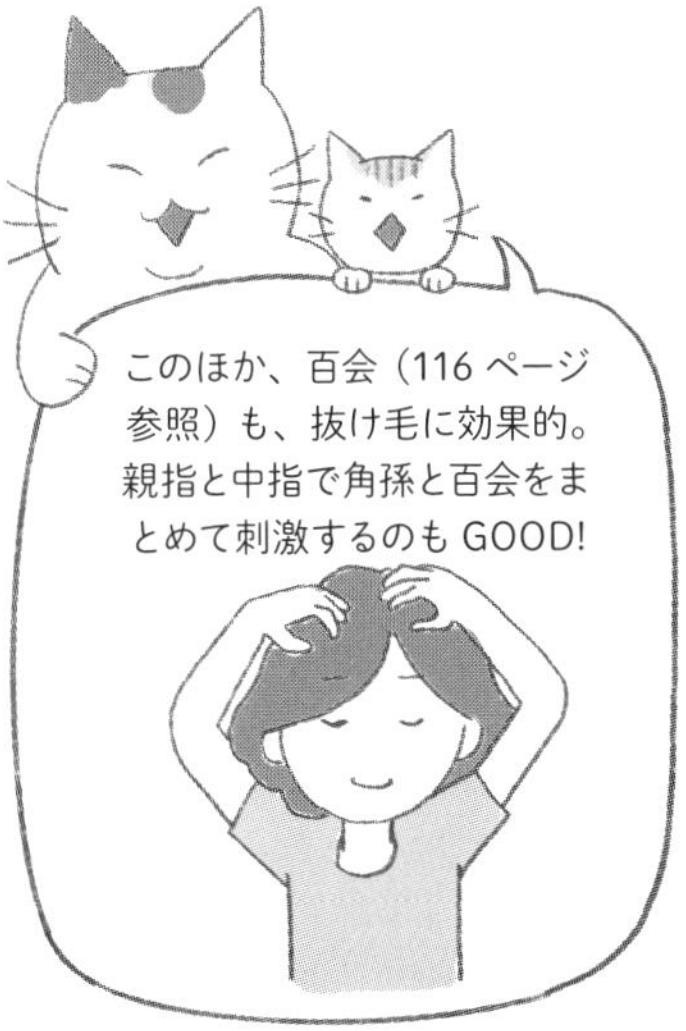
このほか、百会（116ページ
参照）も、抜け毛に効果的。
親指と中指で角孫と百会をま
とめて刺激するのもGOOD!

刺激のしかた >>>

げんこつを作り、人差し指の第2関節をツボに当てて、ぐりぐりと刺激する。

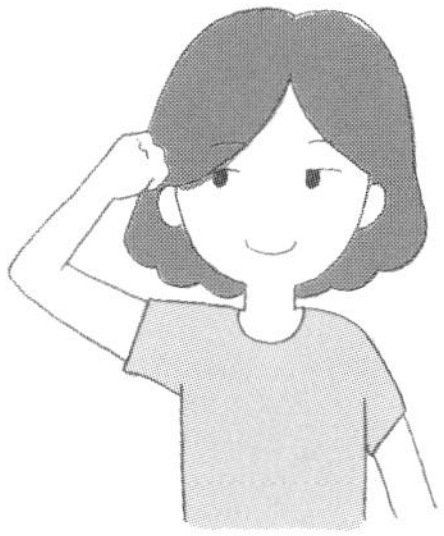

スマホやPCの見すぎで、目がツライ……

目の疲れに効くツボ

5つのツボでとくに重要！

風池　合谷

ツボ刺激で自律神経が整うと、目のピント調節機能が正常に働き、目の周辺の血流もよくなるため、疲れ目の改善に役立ちます。とくに自律神経を整える効果が高い風池や、首から上の症状に効く合谷などがおすすめ。

このツボも効く！

晴明［せいめい］

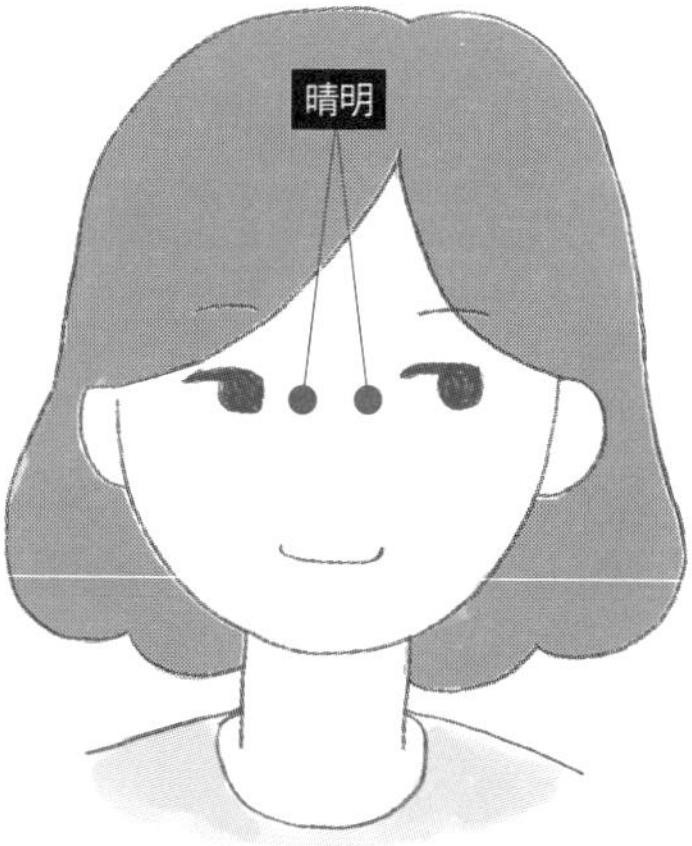
晴明

目が疲れたなと思ったとき、無意識に目頭を押さえることはありませんか？　そこが晴明のツボです。目のまわりの血行をよくして、筋肉の緊張をほぐしましょう。

見つけ方 ›››

左右の目頭の内側にある骨のくぼみ。

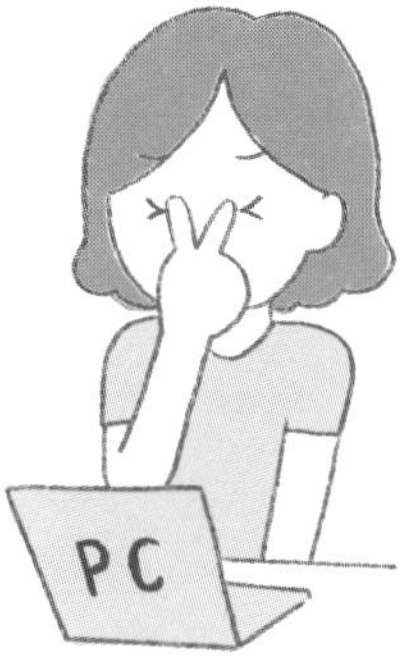
PC

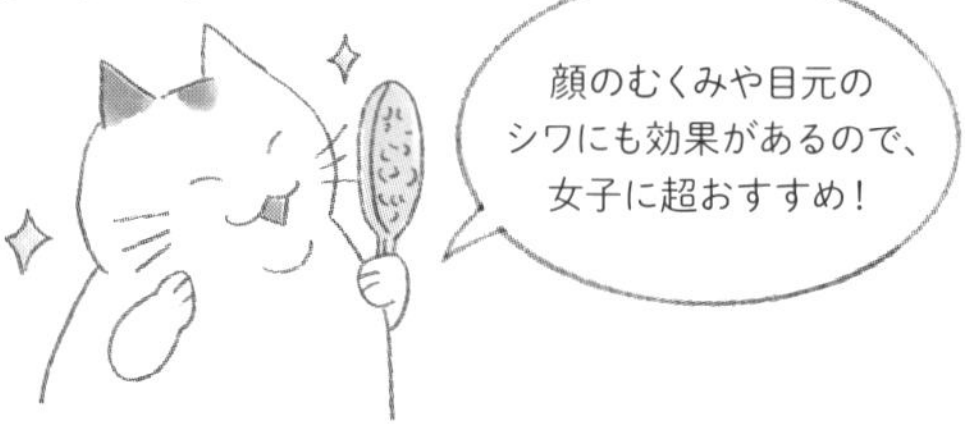
顔のむくみや目元の
シワにも効果があるので、
女子に超おすすめ！

プラスαケア

目を動かして疲れ目を癒やす

「目のストレッチ」

パソコン作業をしたり、スマホの画面を長時間見たりすると、目のピントを合わせる筋肉がこり固まって、血行が悪くなり、目が疲れます。目を大きく動かして、筋肉をほぐしましょう。立ち上がって体全体をストレッチしてから行うと、さらに効果的です。

遠近ストレッチ

❶目の前に親指を立てて、そこに視線を合わせる。
❷次に、顔の位置はそのままで、窓の外など遠くにピントを合わせる。
❸ ❶と❷を10回繰り返す

きょろきょろストレッチ

❶眼球を上下に交互に動かす。
❷眼球を左右に交互に動かす
❸眼球を右斜上・右斜下に交互に動かす。
❹眼球を左斜め上・左斜したに交互に動かす
❺眼球を右回り・左回りにぐるっと動かす。

寄り目ストレッチ

❶片腕を前に伸ばし、人差し指を立て、その指先を見る。
❷差し指を徐々に顔に近づけて、寄り目にしていく。これを10回繰り返す。
❸息を吐きながら上半身をできるだけ前に倒し、そのまま深呼吸を繰り返す。

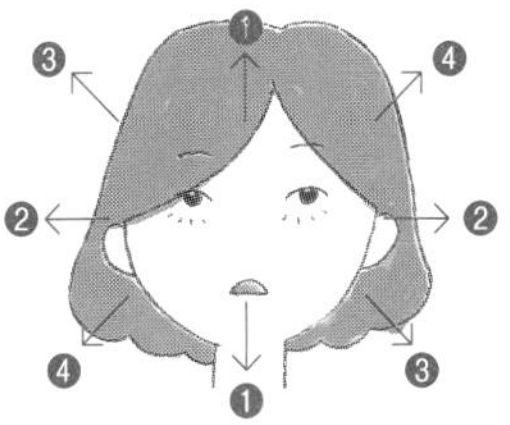

POINT!

目のまわりやまゆ毛の近くには、晴明以外にもたくさんのツボがあって、疲れ目に効果があります。蒸しタオルなどで目全体を温めるのも効果的です！

刺激のしかた >>>

目を閉じて、中指をツボに当てて、鼻のほうに向かって押す。

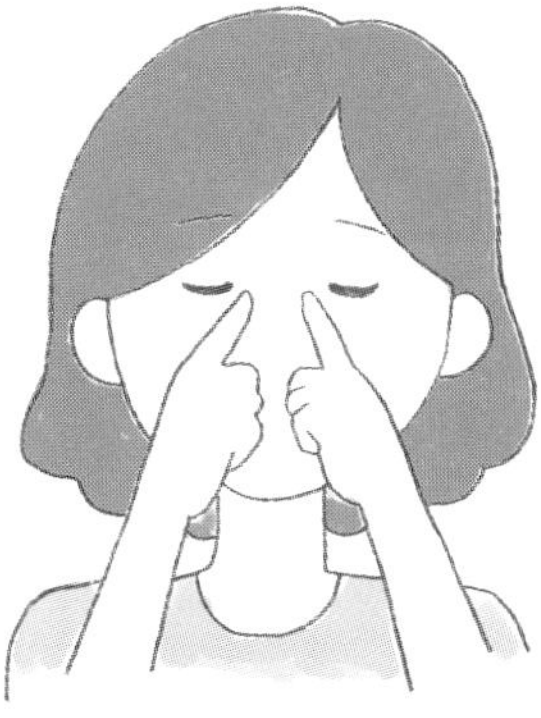

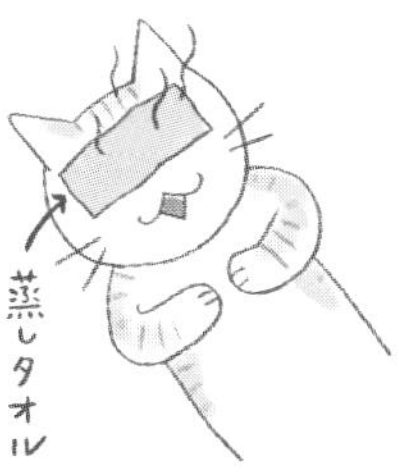

妊活中の人の強い味方！
不妊に効くツボ

5つのツボでとくに重要！

三陰交　　腎兪

子宮や卵巣の働きを助け、女性の悩み全般に効く三陰交の刺激が効果的。また、生殖能力と関係するツボとしても知られる腎兪も重要。

このツボも効く！

関元［かんげん］

元気が出入りする関所という意味が込められたツボで、気力や体力を回復させます。また、関元の下には子宮があるため、女性特有の悩みを改善する効果があります。

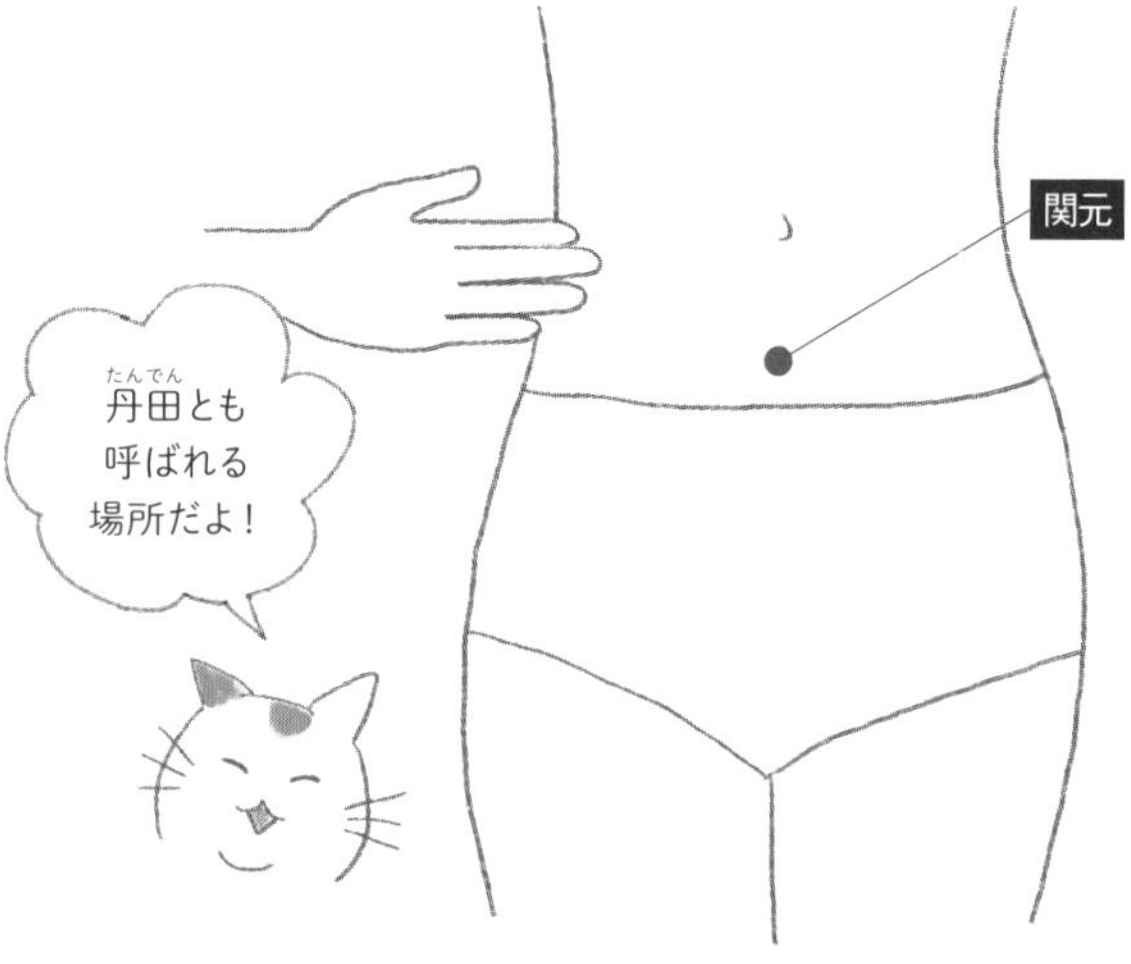
関元
丹田《たんでん》とも呼ばれる場所だよ！

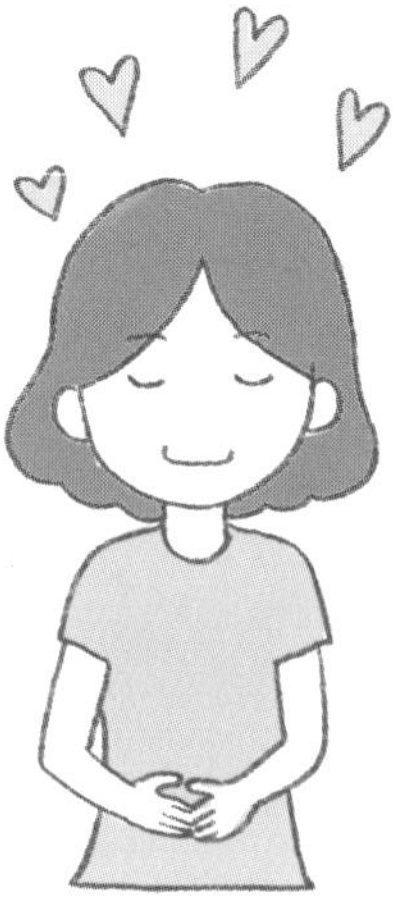

見つけ方 ＞＞＞

体の中心線上で、おへそから指４本分下にある。

プラスαケア

「ヨガ」で冷えとストレス解消

おすすめのポーズは？

ヨガはポーズと呼吸を組み合わせることで、全身の血行を促進します。また心も体もリラックスするので、ストレスをやわらげて、自律神経のバランスを整えます。妊活の大敵である冷えとストレスに効果的なのです。

とくにおすすめなのが「合蹠《がっせき》のポーズ」です。骨盤まわりの筋肉をほぐして、骨盤内の血行をよくします。月経不順や生理痛、むくみなどにも効果があります。

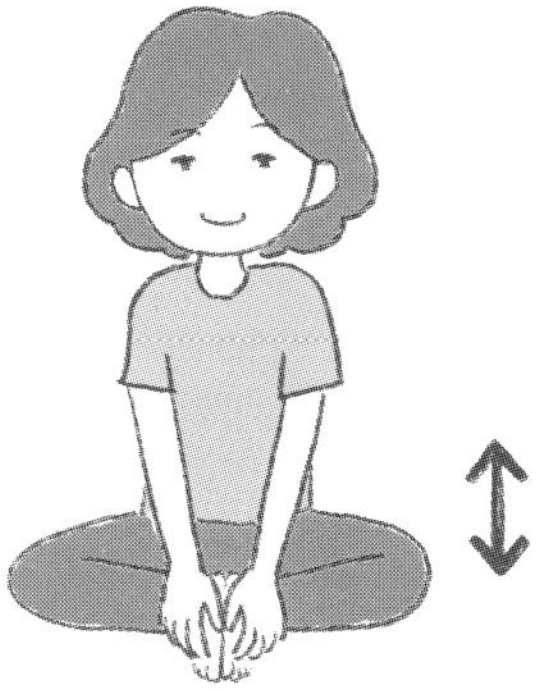

【合蹠のポーズのやり方】

❶床に座ってひざを曲げて両足の裏を合わせる。両足を両手でつかみ、かかとをできるだけ体に近づけ、背筋を伸ばす。
❷ひざを上下にゆらして、股関節をゆるめる。
❸息を吐きながら上半身をできるだけ前に倒し、そのまま深呼吸を繰り返す。

POINT!

低体温の人は妊娠しづらいと言われます。下腹に手を置いたとき、冷たく感じるようなときは、関元周辺をカイロなどで温めると効果的です！

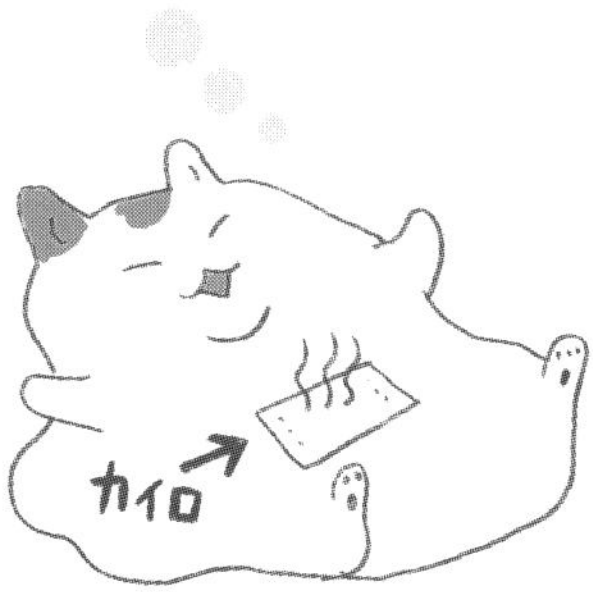
カイロ

刺激のしかた ›››

左右の親指以外の４指を重ねてツボに置き、心地よいと思える強さで押す。また、妊娠の可能性があるときは避けること。

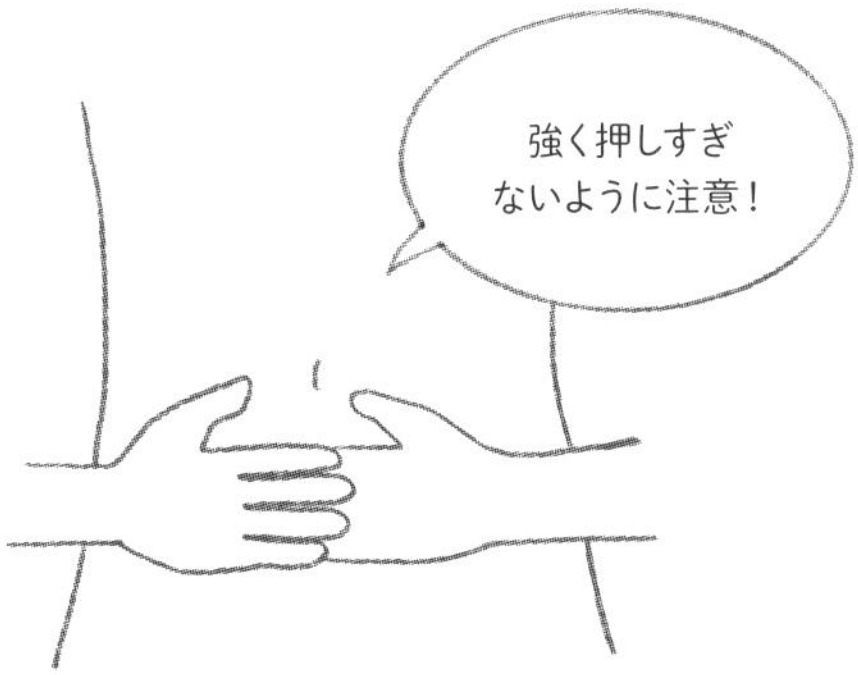
強く押しすぎ
ないように注意！

相談しづらいおしっこの悩み

尿もれ・頻尿に効くツボ

5つのツボでとくに重要！

腎兪

腎機能を改善して、水分代謝を正常にする働きがある腎兪を意識して刺激しましょう。腎兪には老化防止の効果もあると言われています。

このツボも効く！

膀胱兪［ぼうこうゆ］

おしりにあるツボで、泌尿器系の症状や病気全般に効くツボとして知られます。

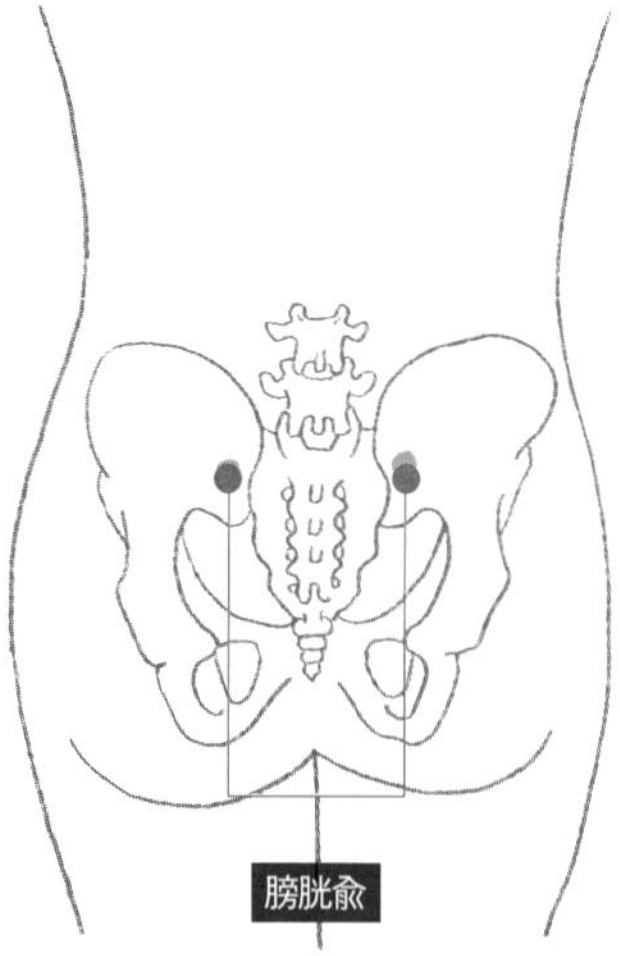

見つけ方 ›››

おしりの真ん中にある平らな骨（仙骨）の上から2番目のくぼみから、左右外側へ指1本分のところ。

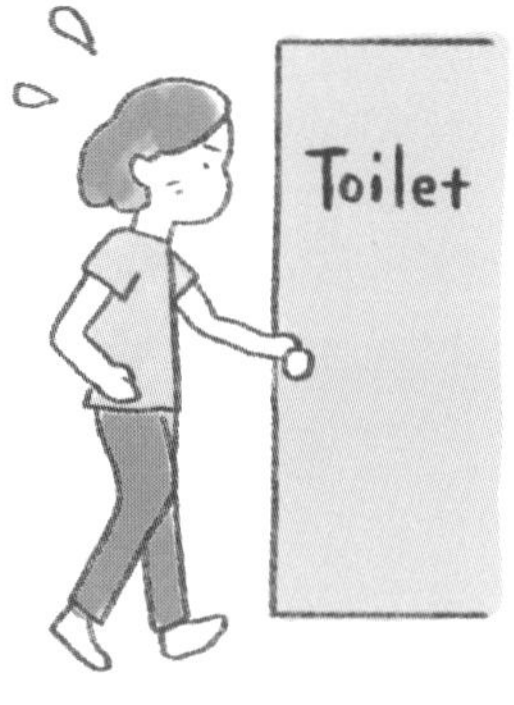

プラスαケア

おしっこを我慢する筋肉を鍛える

「骨盤底筋トレーニング」

　骨盤の底にあって膀胱や尿道を支える筋肉（骨盤底筋《こつばんていきん》）が弱ると、尿道がゆるんで尿もれや頻尿を起こしやすくなります。骨盤底筋を鍛えるトレーニングで、おしっこの悩みを改善しましょう。

　仰向けに横になって行う方法のほか、立った状態で、いすに座った状態で、四つん這いで行ってもOKです。

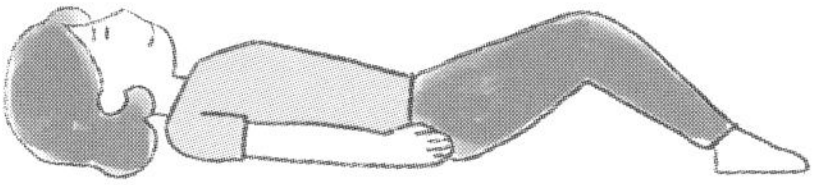

仰向けに寝て、ひざを立て、体の力を抜く。骨盤底筋を意識して尿道、膣、肛門を10秒間強くしめる。そのとき、呼吸は止めないように。その後、力を抜いて、20秒間休む。これを10～20回繰り返す。

刺激のしかた >>>

仰向けに横になり、両手でげんこつを作ってツボに当て、体重をかけるようにして押す。

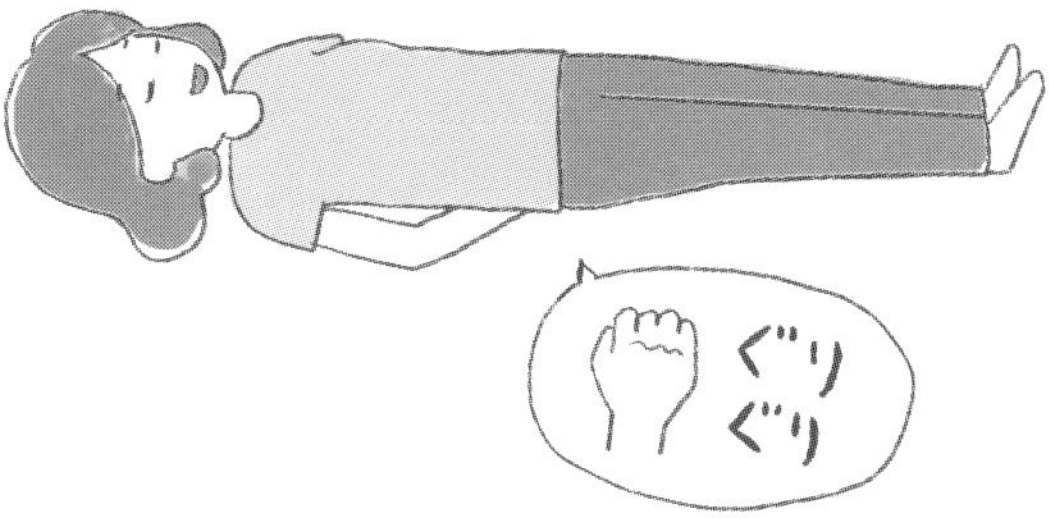

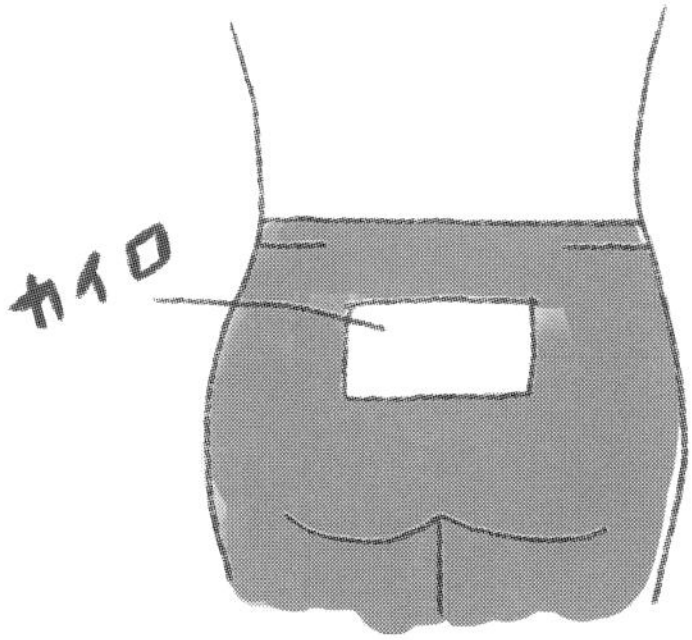

POINT!

ツボの位置をカイロなどで温め、血流をよくしても効果あり。

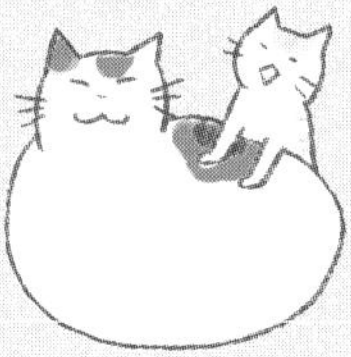

●耳ツボマッサージの方法

①耳を横に引っ張りながら、後ろに５回回す。

②耳の一番高い部分をつまんで、上に５秒引っ張る。

③耳たぶをつまんで、下に５秒引っ張る。

④耳をつまんで、横に５秒引っ張る。

⑤耳を親指と人差し指ではさむようにして、耳全体をもみほぐす。
痛いところは重点的に。

⑥耳を縦に折りたたむようにして手で押さえる。同様に耳を横に折りたたむようにする。

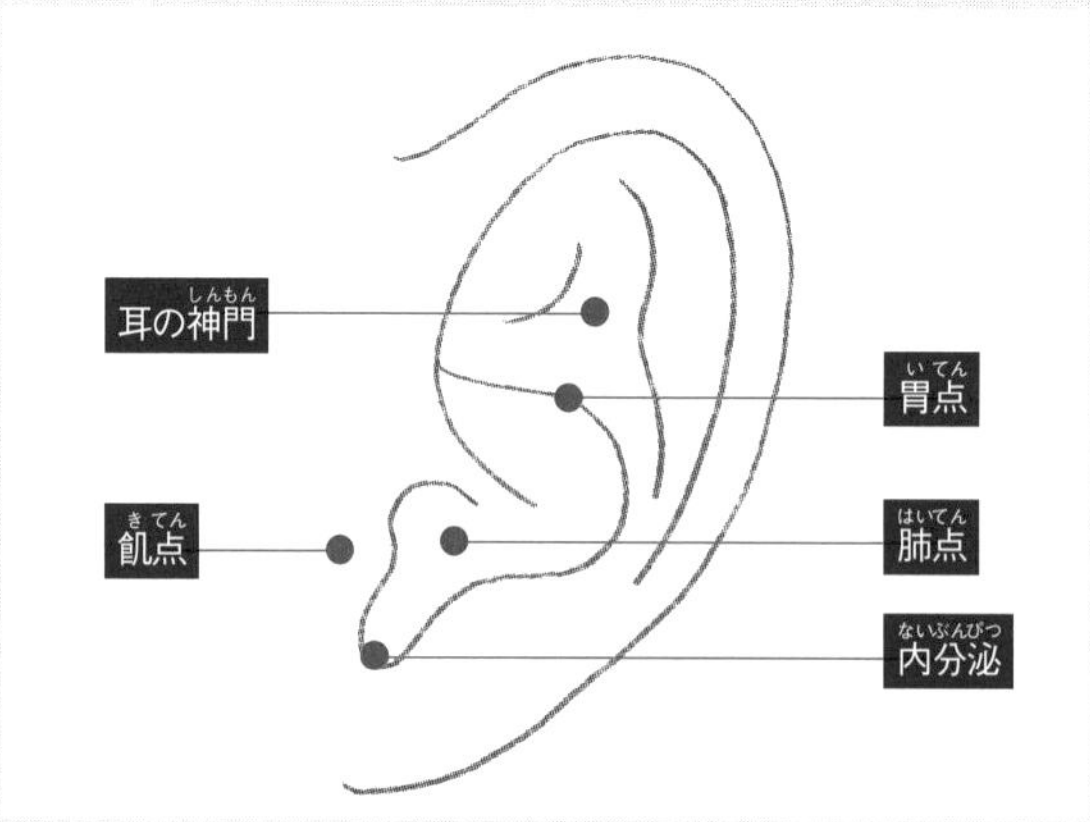

COLUMN 4

ココロとカラダの調子を整える「耳ツボ」マッサージ

私たちの体には361か所のツボがあると考えられていますが、そのうち100か所以上が耳に集中しているとされています。耳には全身の臓器に対応するツボがたくさんあるのです。

たとえば、本文で紹介したダイエットに効果のある「噴門」（70ページ参照）のほか、次のようなツボがあります（図参照）。

・耳の神門（自律神経を整える効果）
・胃点　　（胃の働きを促進して消化を助ける効果）
・肺点　　（新陳代謝を高める効果）
・内分泌　（ホルモンバランスを整える効果）
・飢点　　（空腹感を抑える効果）

こういった耳にあるツボを1か所ずつ、指や綿棒で刺激しても効果がありますが、耳全体を刺激しても効果的。耳にあるさまざまなツボが刺激されて、体と心の不調をやわらげる効果が期待できます。

自分が気持ちいいと思う方法で耳全体をマッサージすればOKですが、ここでは一般的なやり方を紹介しておきましょう。

CHAPTER

5

疲れから病気までいろいろな症状に効くツボ

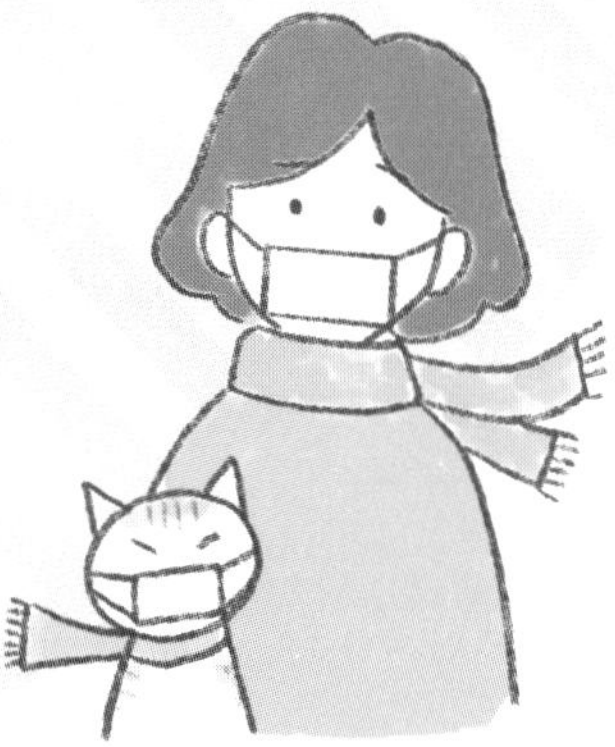

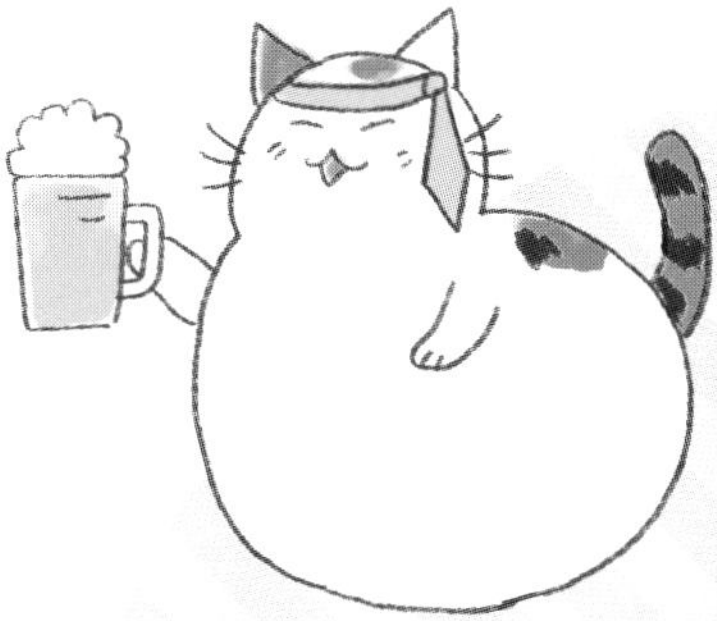

なんだか元気が出ない
疲れ・だるさに効くツボ

5つのツボでとくに重要！

足三里

人は胃腸の働きが悪いと、エネルギー不足になりやすく、体力や抵抗力が低下します。足三里を刺激して胃腸の調子を整え、体力を回復させましょう。

このツボも効く！

湧泉［ゆうせん］

「泉が湧く」ように生命力や活力が湧くツボと言われていて、刺激すると血液やリンパの流れがよくなり、疲労回復に効果あり。冷えやむくみ、めまいなども改善します。

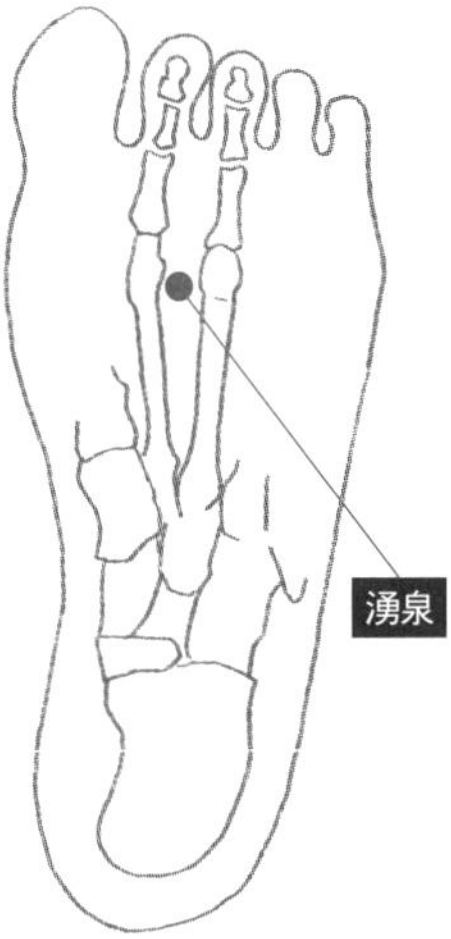

見つけ方 >>>

足の裏にあるツボ。足の指を内側に曲げたとき、一番くぼむ部分。人差し指の骨と中指の骨の間にある。

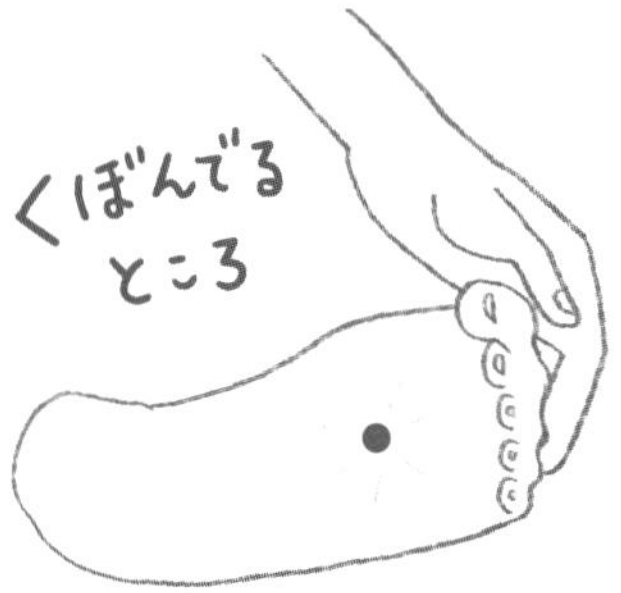

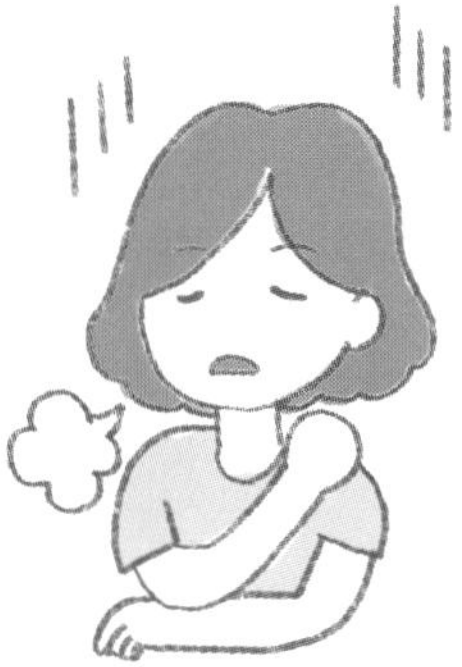

プラスαケア

疲労の原因物質は活性酸素！

「鶏の胸肉」で疲労回復

　今、疲労の原因物質のひとつと考えられているのが「活性酸素」です。活性酸素というのは、酸素の一部が体内で変化したもので、ほかの物質を酸化させる作用があります。活性酸素は免疫機能に必要な物質ですが、増えすぎると疲労や老化の原因になります。

疲労回復やアンチエイジングには、積極的に抗酸化作用のある栄養素をとることが大切。注目されているのが鶏の胸肉やカツオ、マグロなどに含まれるイミダゾールジペプチドです。カツオやマグロが長時間泳ぎ続けることができるのはこのイミダゾールジペプチドに秘密があると言われ、大学の研究などでも疲労を軽くする効果が実証されています。

　そのほかの抗酸化物質には、緑黄色野菜に含まれているβカロテンや、野菜や果物に豊富なビタミンC、植物油やナッツ類に含まれるビタミンE、緑茶の苦味成分・カテキンやごまに含まれるセサミンなどのポリフェノールなどがあります。

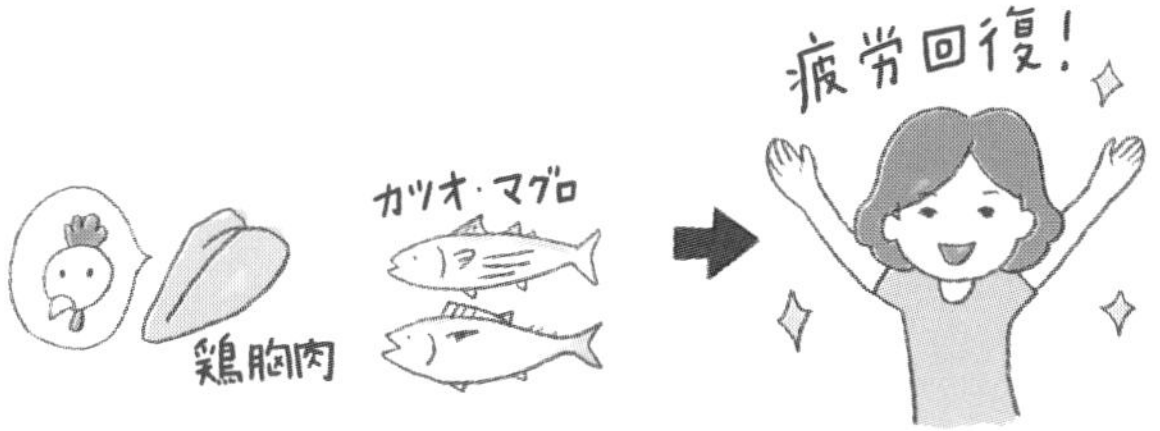

POINT!

足の裏でゴルフボールやテニスボールなどのボールを転がしながら刺激してもOK!

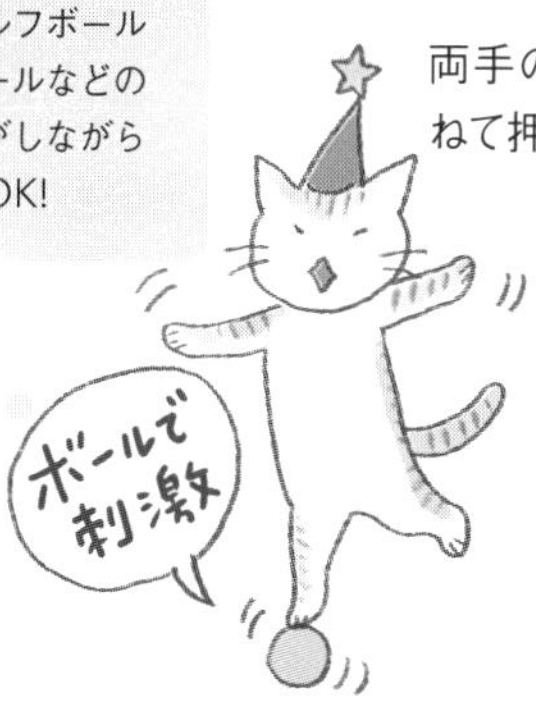

刺激のしかた >>>

両手の親指を重ねて押す。

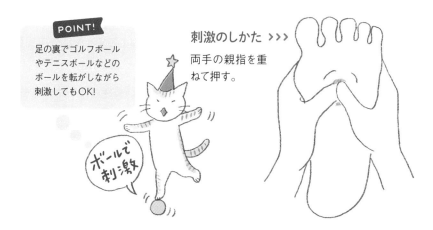

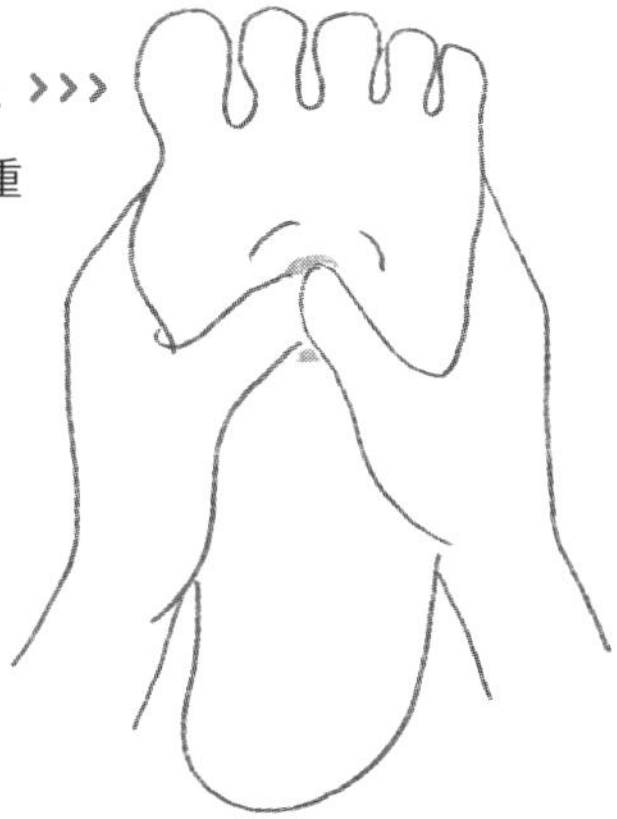

「キーン」と鳴って不快！ 耳鳴りに効くツボ

5つのツボでとくに重要！

風池　　腎兪

慢性的な耳鳴りのおもな原因は聴覚の異常や老化で、自律神経の乱れが症状を悪化させます。また、首には耳につながる神経が通っているため、肩から首にかけての筋肉の緊張が耳鳴りの原因になることも。そのため、風池への刺激が効果的です。そのほか、腎兪も耳鳴りに効果的と言われています。

このツボも効く！

聴宮［ちょうきゅう］

その名の通り、聴覚に関係するツボです。耳周辺の血流をよくして、聴覚に関わる神経の働きをよくする働きがあると言われています。

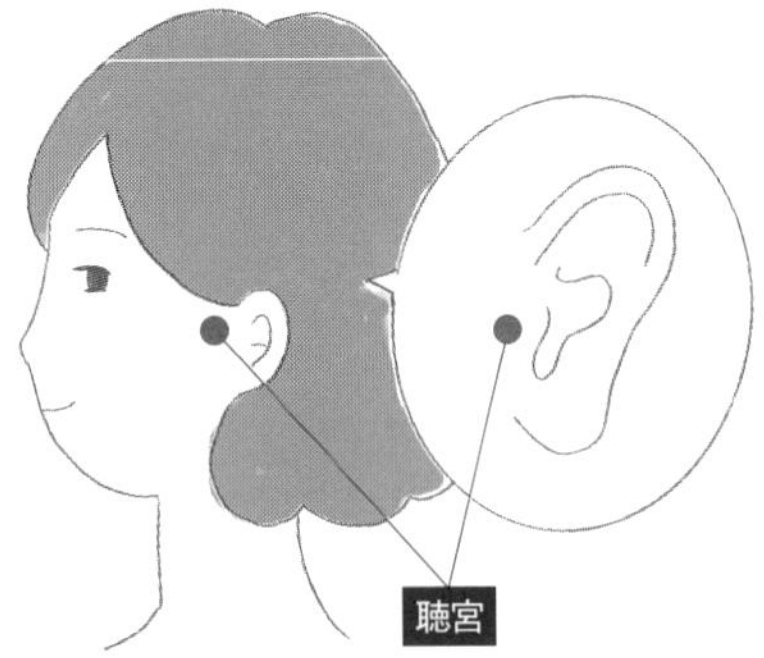

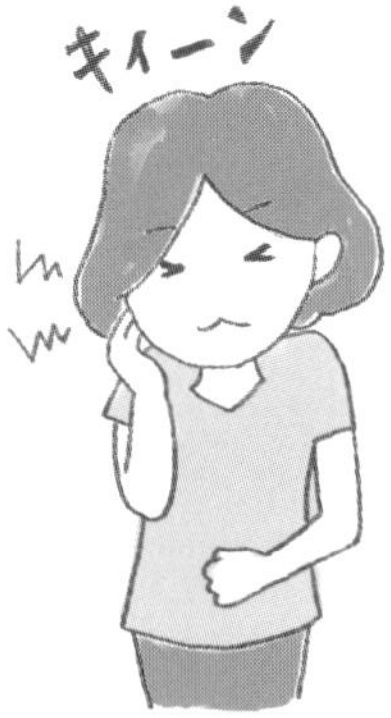

見つけ方 >>>

耳の穴の入り口にある軟骨の出っぱり（耳珠《じじゅ》）を見つける。その脇にあるくぼみがツボ。

プラスαケア

「耳鳴りで寝られない！」なら、「音響療法」が効果的

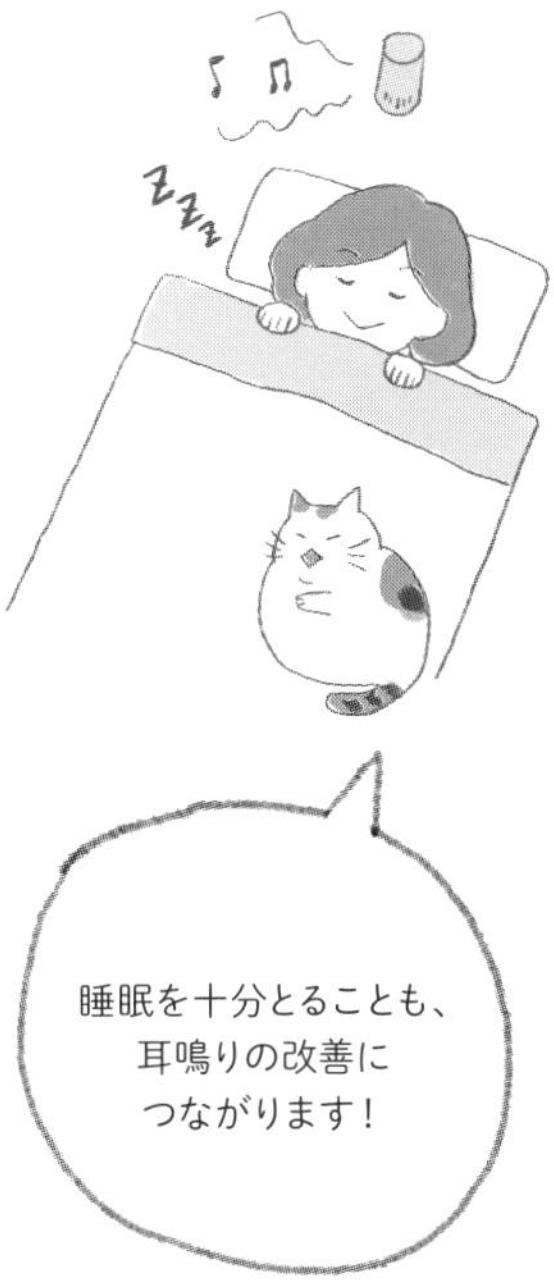
睡眠を十分とることも、
耳鳴りの改善に
つながります！

まわりが静かなほど気になるのが耳鳴り。とくに夜、寝ようとすると、耳の中の「キーン」「ジー」といった音が気になって、なかなか寝られないという人もいるでしょう。そういう場合に試してほしいのが「音響療法」です。

これは、テレビやラジオをつけたり、音楽を流したりして、耳鳴り音を小さく感じさせて、脳を耳鳴りになれさせる方法。耳鳴りの治療として医療現場でも行われています。

耳鳴りよりも少し小さいくらいの音量で、音を流すのがポイントです。寝るときに行う場合は、睡眠の邪魔にならない心が落ち着くような静かな音楽や、川のせせらぎや波の音などを流すとよいでしょう。

POINT!

口をやや開けるとあごの骨が動いてツボのくぼみが大きくなり、押しやすくなります。

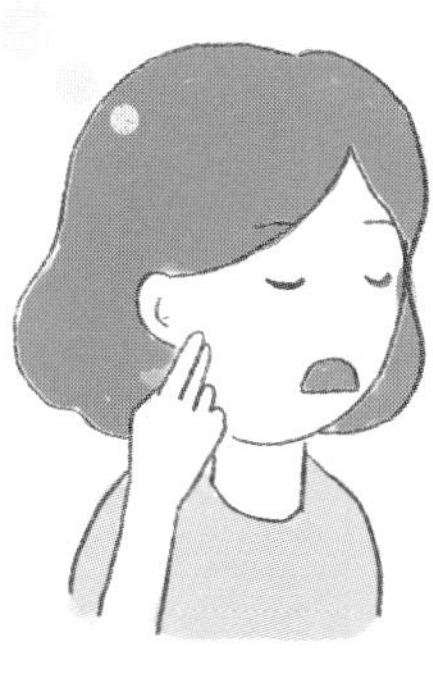

刺激のしかた >>>

人差し指の上に中指を重ねてツボに当て、押す。

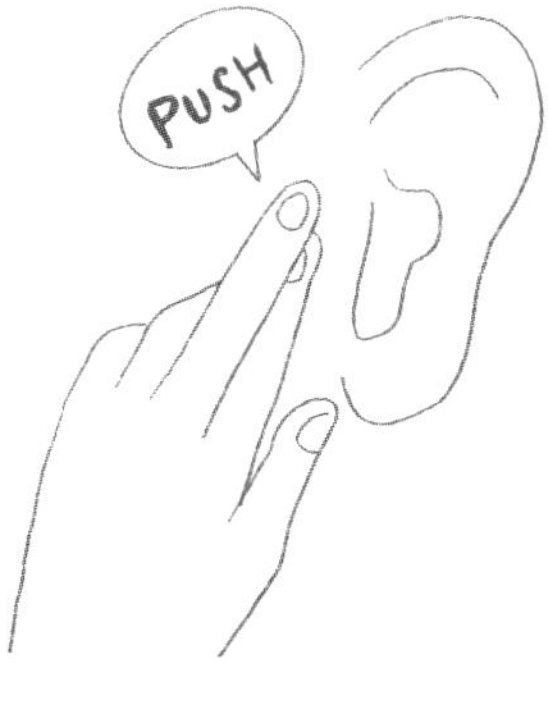
PUSH

キリキリしたり、チクチクしたり

胃の痛みに効くツボ

5つのツボでとくに重要！

足三里

胃が痛むのは、ストレスや暴飲暴食などさまざまな原因で、胃を守る粘膜と胃酸のバランスが崩れてしまっているから。胃を休めて、胃腸のトラブルによく効く足三里を刺激しましょう。

このツボも効く！

梁丘 [りょうきゅう]

胃腸の調子を整えて疲れた胃を癒やす作用があり、胃の痛みのほか胃けいれんや胃もたれ、下痢など、胃腸の症状によく効きます。ひざの痛みをやわらげる効果もあります。

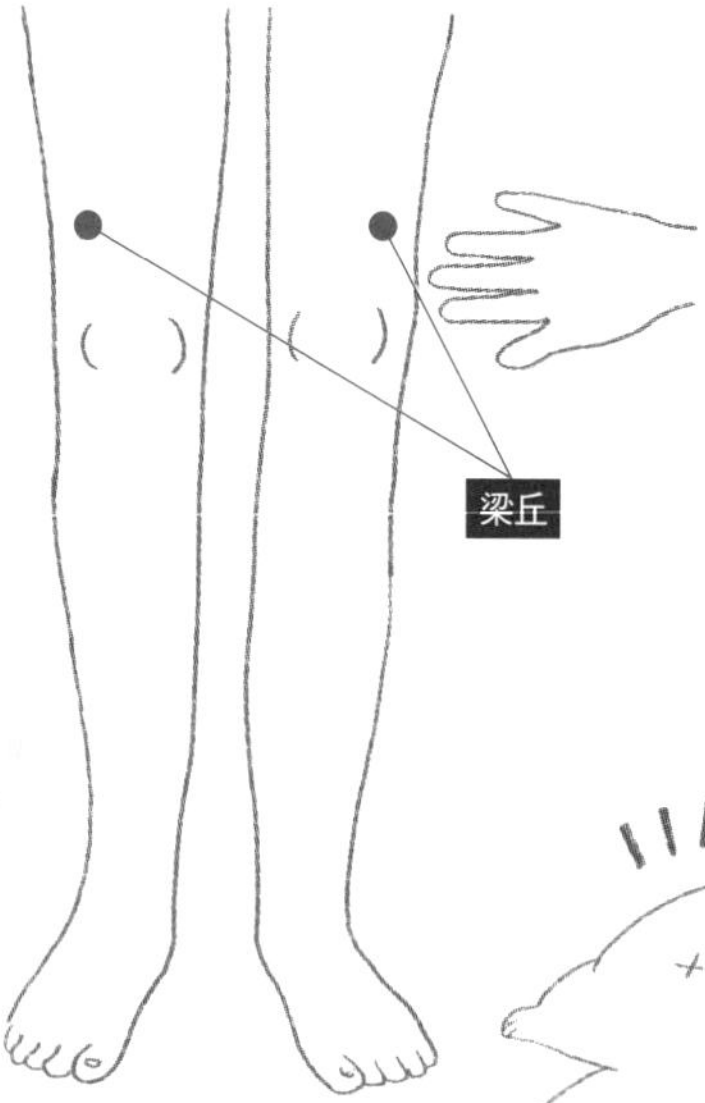

POINT!

太ももの骨の外側で、筋肉の溝にある。足を伸ばして、足首を曲げた状態だと探しやすい。

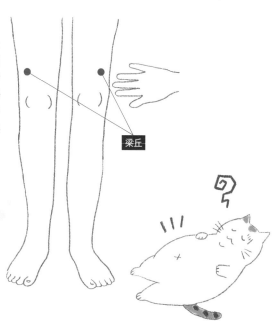

見つけ方 ›››

左右のひざのお皿の外側上から指３本分上にある。

プラスαケア

疲れた胃をいたわろう
「胃腸にやさしい食事」

胃腸の調子が悪いときは、胃腸にやさしい食事を心がけたいもの。ポイントは消化のよい食べ物を選ぶこと。脂肪が少ない食品、食物繊維が少なくやわらかい食品などが適しています。調理法としては、油は控えてしっかり火を通したほうが、消化がよくなるので、煮物、蒸し物などがおすすめです。反対に、脂肪が多いバラ肉やひき肉、たけのこやごぼう、きのこなどの食物繊維の多い食べ物は胃腸の負担になります。もちろん揚げ物などもNGです。そのほか、刺激の強い食べ物も胃酸の分泌を増やして荒れた胃をさらに傷つけます。香辛料や酸味の強いもの、漬物などのしょっぱいもの、お酒やコーヒーは控えるようにしましょう。

【胃腸にやさしい食材】

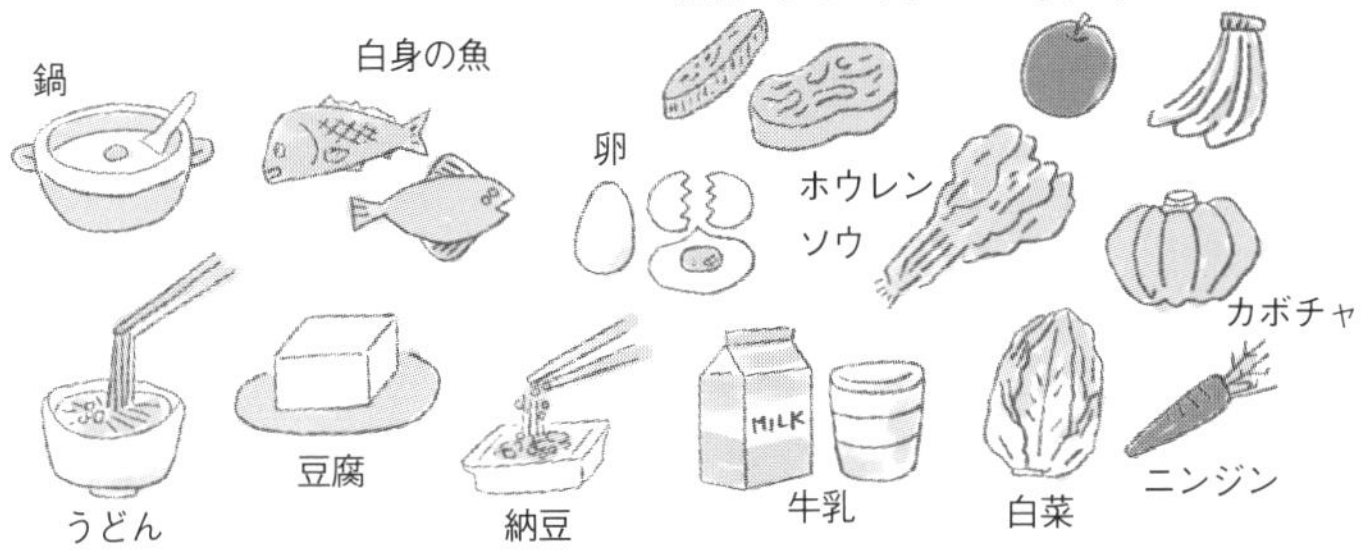

脂肪の少ない肉
リンゴ
バナナ
鍋
白身の魚
卵
ホウレンソウ
カボチャ
うどん
豆腐
納豆
MILK
牛乳
白菜
ニンジン

※食事などに気をつけても胃の痛みがおさまらないときや、痛みがひどいときには病院を受診しましょう。

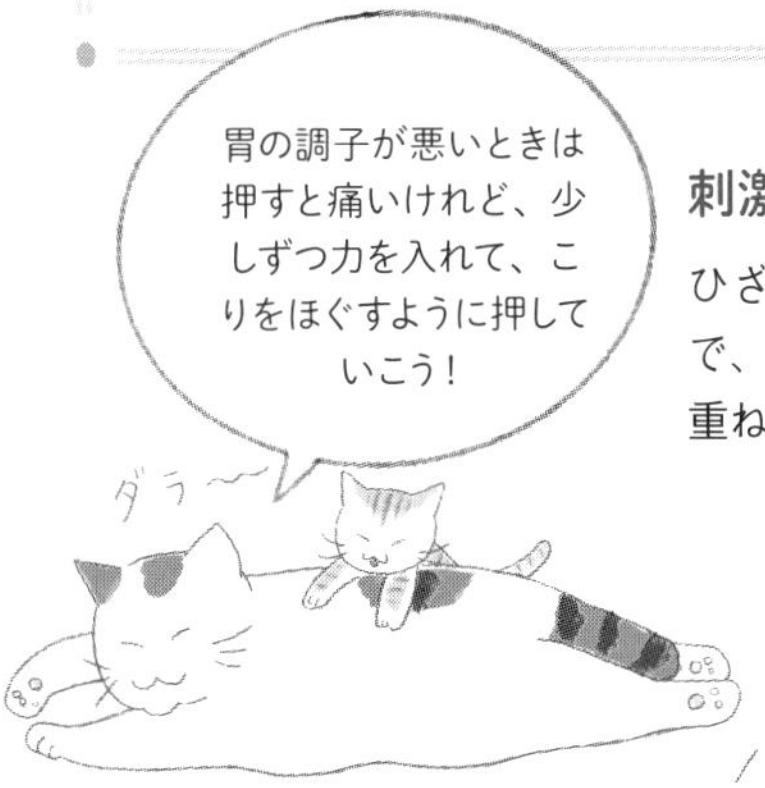

胃の調子が悪いときは押すと痛いけれど、少しずつ力を入れて、こりをほぐすように押していこう！
ダラ〜

刺激のしかた >>>

ひざを曲げた状態で、両手の親指を重ねて押す。

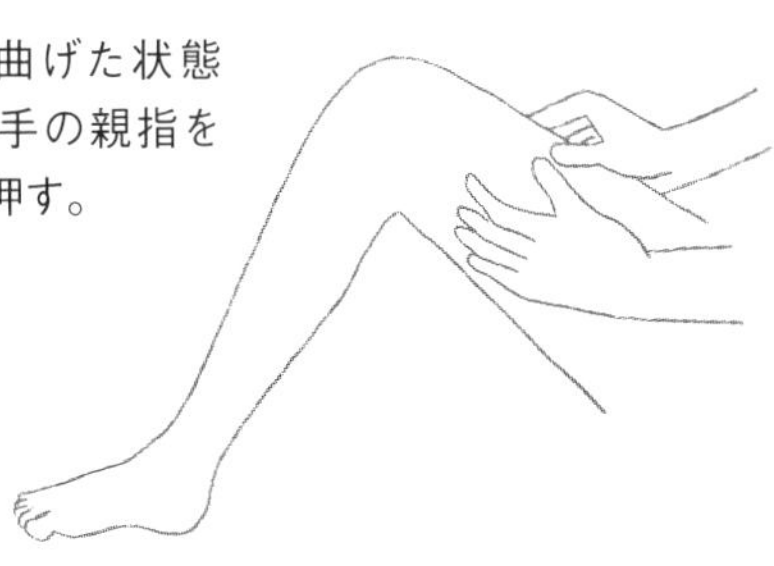

胃が重くて、不快なとき
胃もたれに効くツボ

5つのツボでとくに重要！

足三里

足三里は、胃もたれなどの「胃腸病にはこれ！」というツボ。胃腸の調子を整える働きがあります。

このツボも効く！

中脘［ちゅうかん］

「脘《かん》」とは、胃袋という意味。胃の機能を回復させて、胃もたれのほか、胃痛や膨満感、吐き気などの症状をやわらげます。

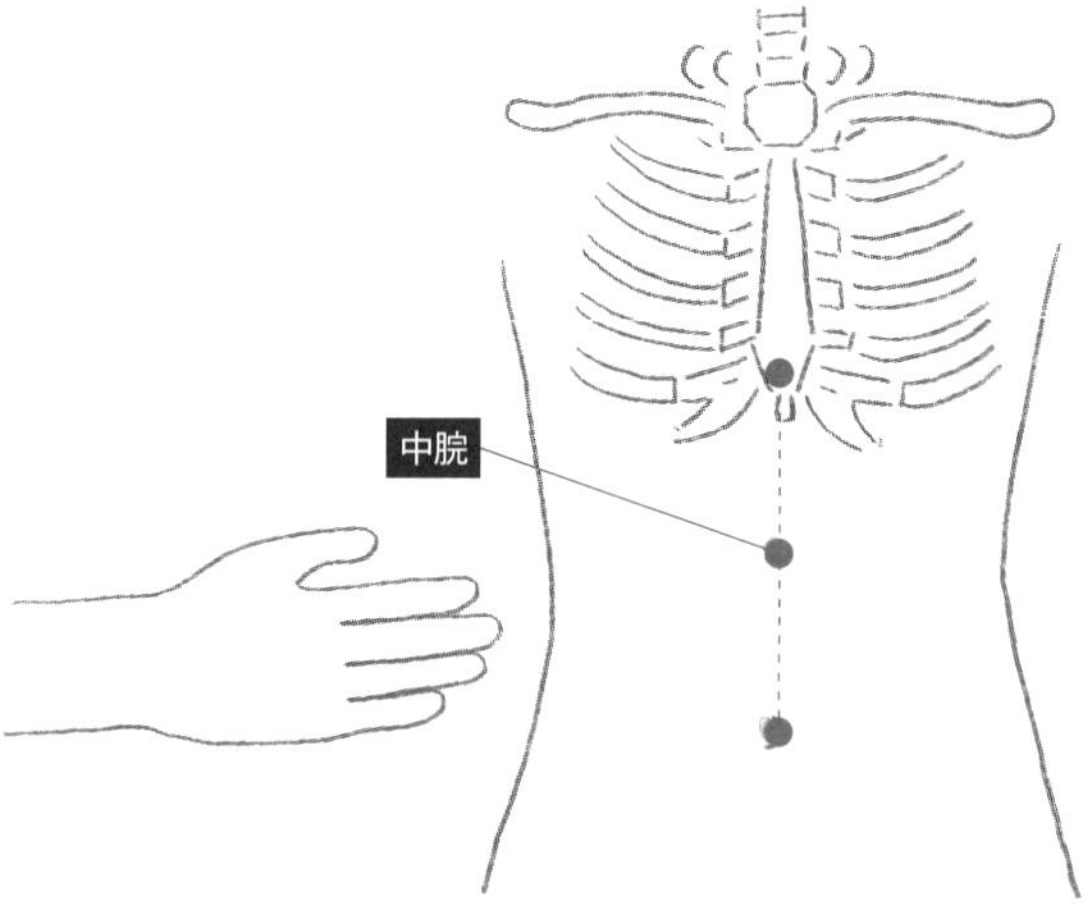

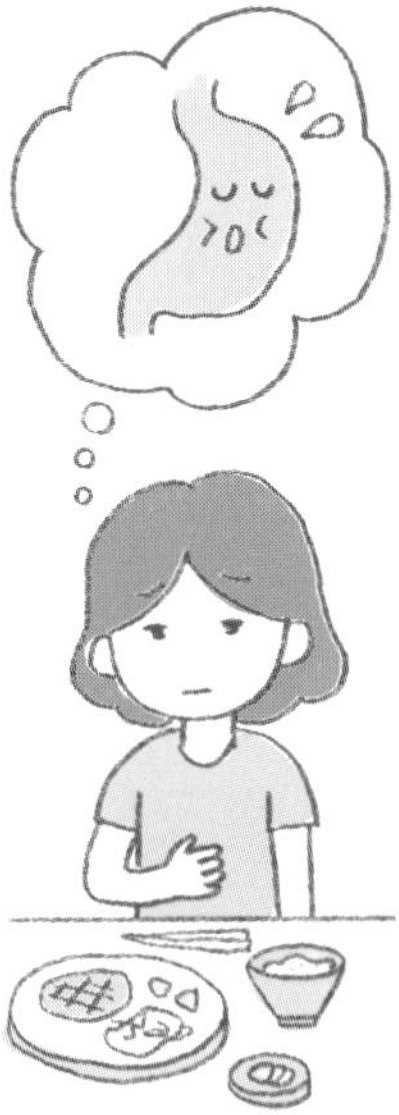

見つけ方 ›››

みぞおちとおへそを結んだ線の中央。
おへそから指5本分上にある。

プラスαケア

食欲がないときには
「食べない」が正解！

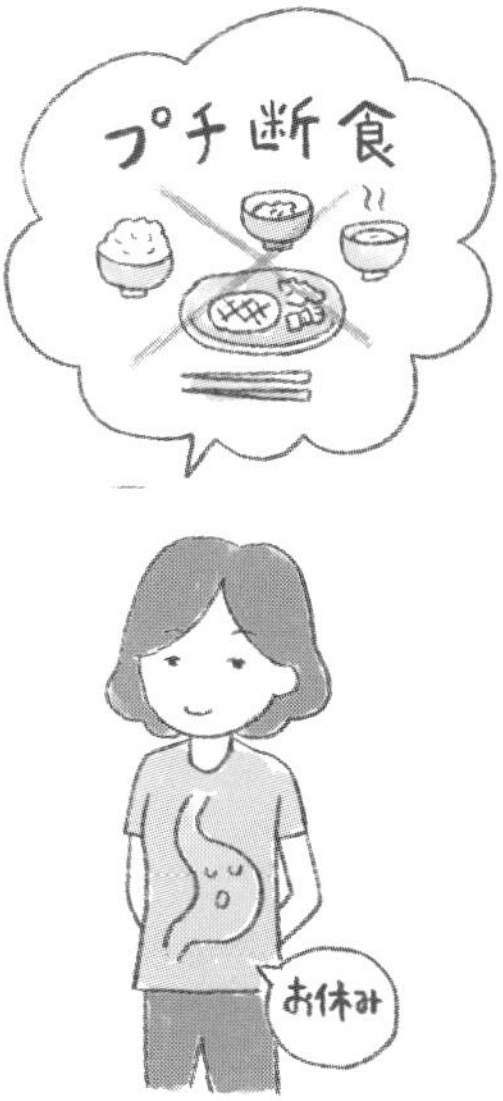

「胃の調子が悪くて、食欲がない」……そんなときでも「体のために何か食べなくちゃ！」と義務感から食事をする人がいますが、これは逆効果かも。現代人の多くは食べすぎで、胃は疲れています。食べすぎて胃の調子が悪いなと感じたら、「食べない」ことが治療になります。思い切って、半日〜1日、食事を抜く「プチ断食」を試してみましょう。もちろん、水分はきちんととること。またおなかが空いて我慢できなかったら、野菜ジュースや味噌汁、スープなどの液体はとってもOKです。そうやって胃を休めると、胃の調子も復活して、胃もたれなどの症状も改善するでしょう。プチ断食のあとの食事は、脂っこい食事は避けて、消化のよいものを。魚がメインの和食がおすすめです。

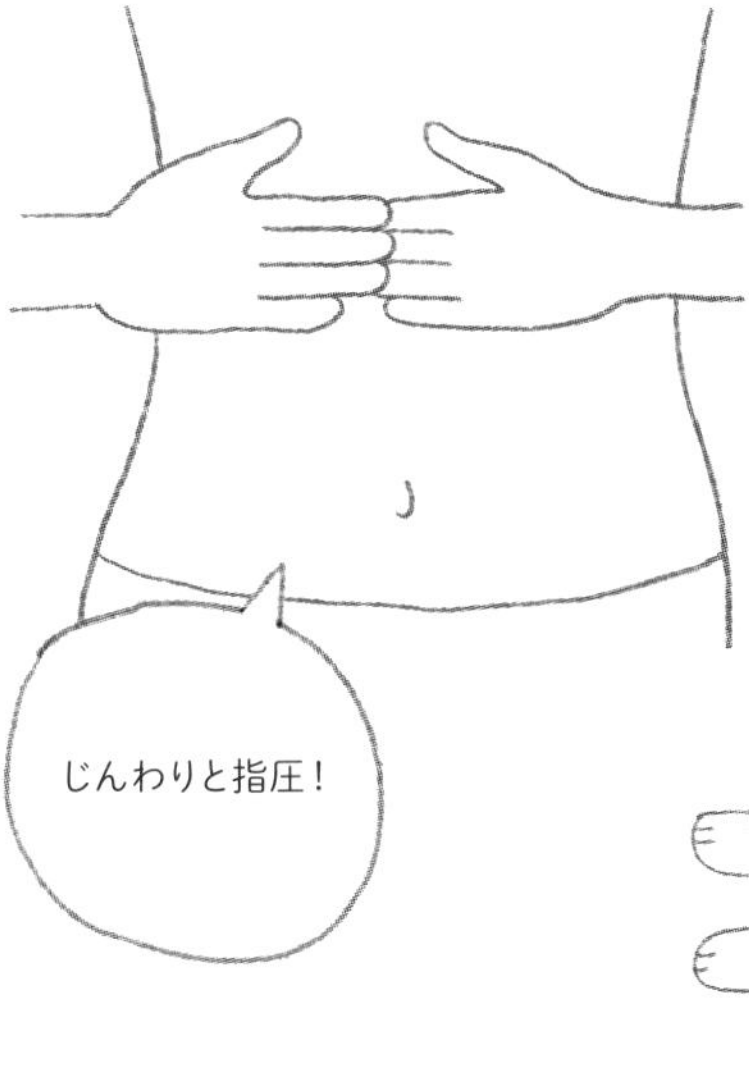

刺激のしかた >>>

人差し指、中指、薬指をそろえて、両手を重ねてツボに当て、やさしく押す。

POINT!

仰向けに横になり、おなかの筋肉をゆるめた状態で押すと、胃に刺激が伝わりやすくなります。

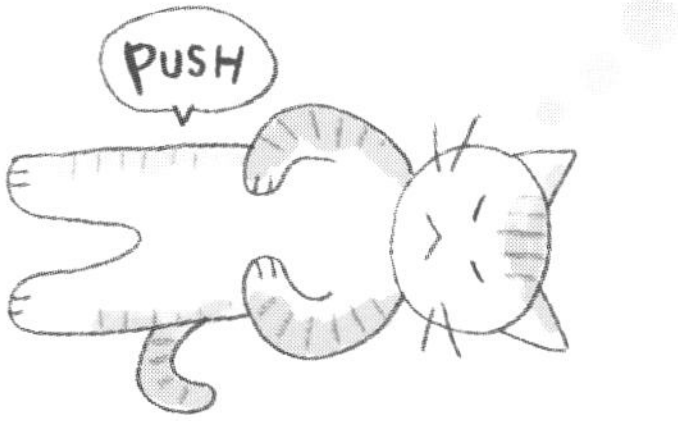

スッキリ出ない、おなかが張る……

便秘に効くツボ

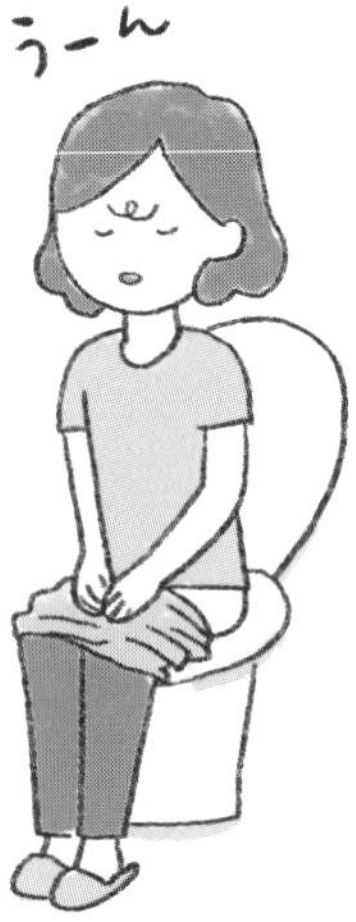
うーん

5つのツボでとくに重要！

合谷

合谷は、上半身のさまざまな悩みに効く万能のツボ。自律神経を整えて胃腸の働きを正常にするので、便秘解消にも効果を発揮します。下痢にも効果的なので、下痢と便秘を繰り返すタイプにもおすすめ。

このツボも効く！

大巨［だいこ］

おなかにあるツボで、ここを押すと直接、腸を刺激することができます。腸のぜん動運動を促進して、排便を促します。

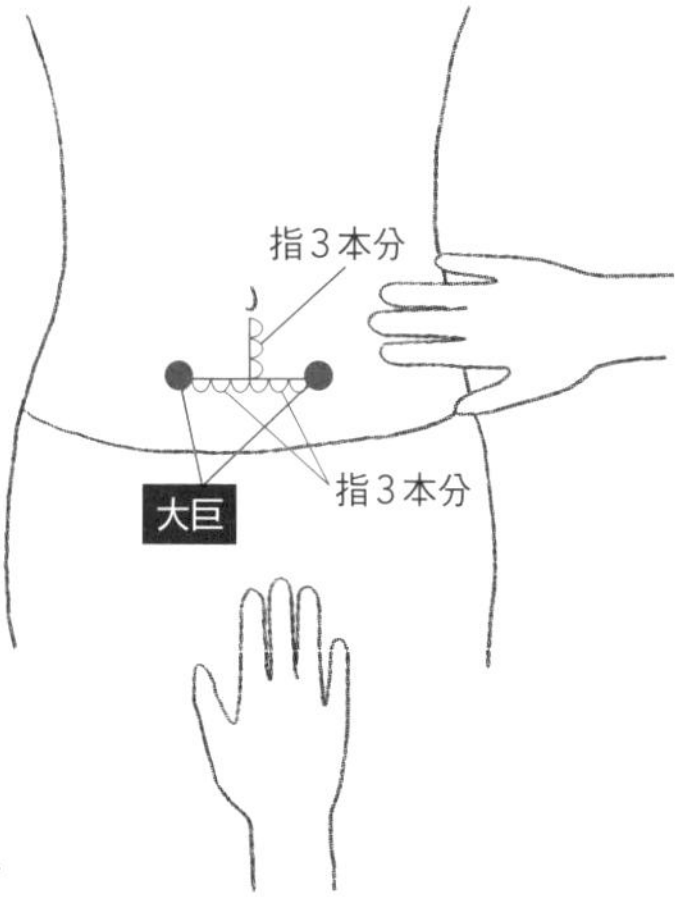
指３本分
指３本分
大巨

見つけ方 >>>

おへそから下に指３本分のところから、左右に指３本分のところ。

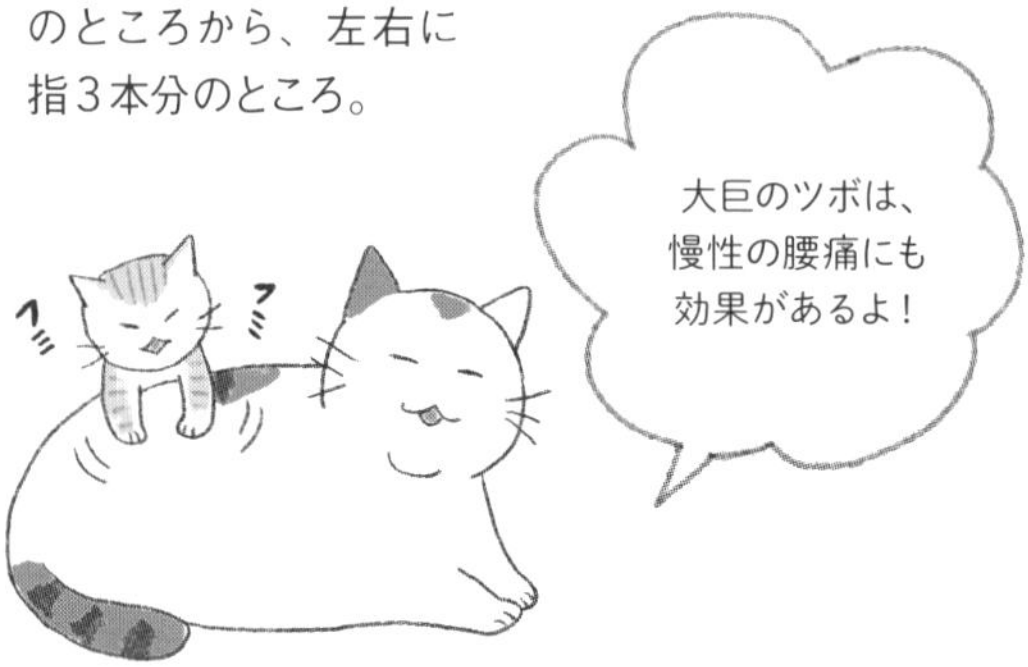
大巨のツボは、
慢性の腰痛にも
効果があるよ！

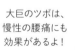

プラスαケア

腸内環境を整える
「発酵食品+オリゴ糖」を食卓に！

便秘解消には食事を見直すことも大切。便のカサを増やすために、野菜や果物、海藻、豆類などに豊富に含まれる食物繊維を十分にとりましょう。さらに、腸内環境をよくするために、発酵食品をとるのもおすすめです。

たとえばヨーグルトには、ビフィズス菌や乳酸菌などの微生物により腸内の善玉菌を増やす効果が！　また、納豆やキムチ、甘酒などのほかの発酵食品にも同じように腸内細菌のバランスを整える働きがあります。

さらに、発酵食品といっしょにとるとよいのがオリゴ糖。オリゴ糖は腸内の善玉菌のエサになるからです。腸内環境は、免疫機能や肌の美しさにも関わります。毎日の食卓に発酵食品とオリゴ糖を加えましょう。

【便秘改善におすすめ！】

発酵食品

●ヨーグルト　●納豆
●キムチ　●甘酒　など

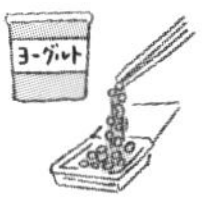

オリゴ糖を含む食品

●はちみつ　●アスパラガス
●玉ねぎ　●ごぼう　など

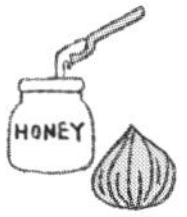

POINT!

とくに腸の出口に近い左側を、重点的に刺激しよう！「両手のひらでおなかを時計回りにさすって、最後に左側の大巨を押す」を繰り返すのも効果的。

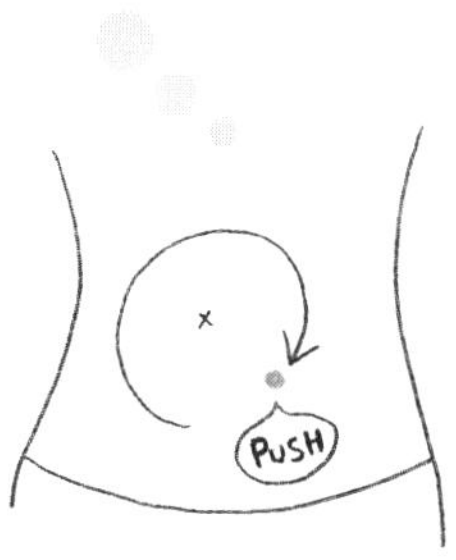

刺激のしかた ＞＞＞

人差し指、中指、薬指の3つの指をそろえて、両手を重ねて、押す。

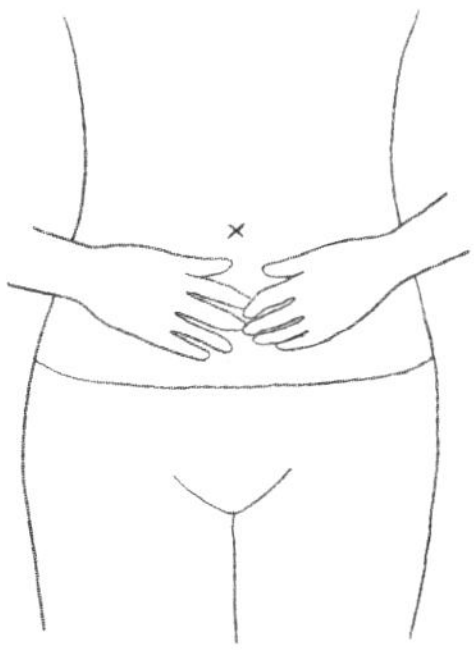

何度もトイレへ駆け込むことに……
下痢に効くツボ

5つのツボでとくに重要！

足三里　　合谷

胃腸の働きを整える効果のある足三里のツボ。胃腸が弱く、下痢になりやすい人は、日頃から刺激しておくとよいでしょう。また、上半身の不調に効果が高い合谷は、下痢や腹痛をやわらげるのにも効果があります。

このツボも効く！

水分［すいぶん］

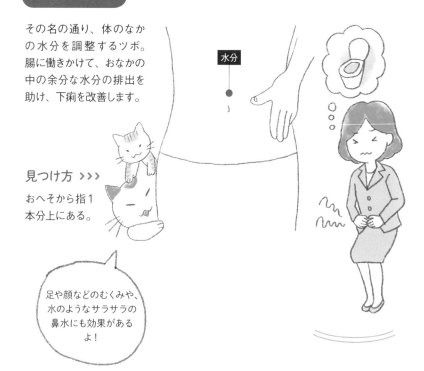

その名の通り、体のなかの水分を調整するツボ。腸に働きかけて、おなかの中の余分な水分の排出を助け、下痢を改善します。

見つけ方 ›››

おへそから指1本分上にある。

足や顔などのむくみや、水のようなサラサラの鼻水にも効果があるよ！

プラスαケア

下痢になったら……
「水分補給」を忘れずに！

下痢で何回もトイレに行く状態になると、体の水分がどんどん失われます。下痢のときに大切なのは、きちんと水分を補給することです。

下痢が軽い場合には、刺激の少ない飲み物ならなんでもよいですが、温かいもののほうがおすすめです。白湯やほうじ茶、味噌汁、野菜スープなどがよいでしょう。反対に避けたほうがよいのは、カフェインの多いコーヒーやアルコール類、炭酸飲料などです。

一方、下痢がひどいときや嘔吐もあるときなど、脱水の危険があるときには、電解質もいっしょに補給できる飲み物がベスト。水分と同時に体の電解質（とくにナトリウムやカリウム）が失われてしまうからです。その際、もっともよいのは、ドラッグストアなどで販売されている経口補水液です。経口補水液は電解質と糖分がバランスよく配合された飲み物です。スポーツドリンクでもよいですが、糖分が多いので、大量に飲むときには少し水で薄めて、塩をわずかに溶かして飲むとよいでしょう。

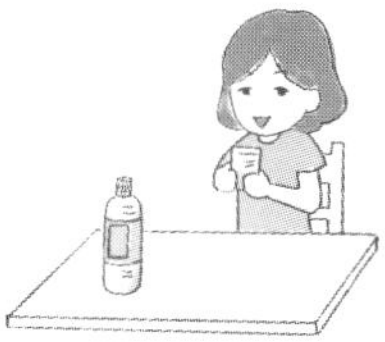

POINT!

カイロを使って、水分のツボ周辺を温めるのも◎。腰には、大腸兪（76ページ参照）という腸の働きを整えるツボがあるので、腰もいっしょに温めるとさらに効果的。

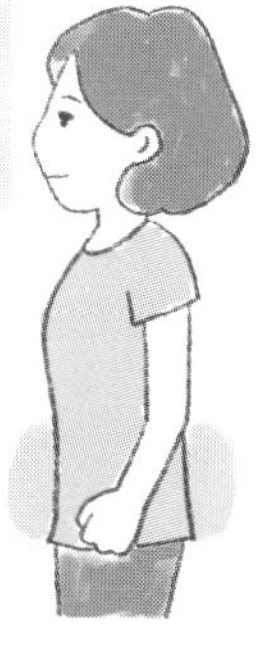

刺激のしかた >>>

人差し指、中指、薬指の3指をそろえて、両手を重ねて押す。

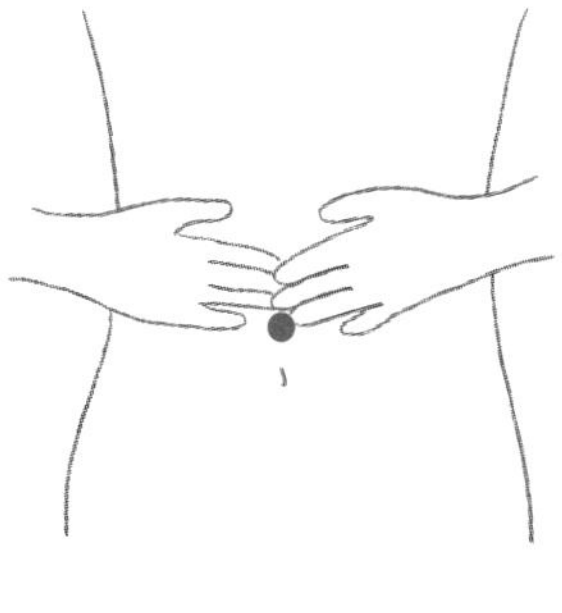

頭はガンガン、胃がムカムカ…… 二日酔いに効くツボ

5つのツボでとくに重要！

風池　　合谷

上半身の痛みや不調によく効く合谷は、二日酔いの頭痛や胃の不快感、吐き気などにも効果があります。頭痛がひどい場合は風池もおすすめ。

このツボも効く！

内関［ないかん］

内臓、とくに消化器系の症状によく効くツボで、二日酔いのときの胃もたれ、胸焼け、吐き気などをやわらげます。乗り物酔いにも効きます。

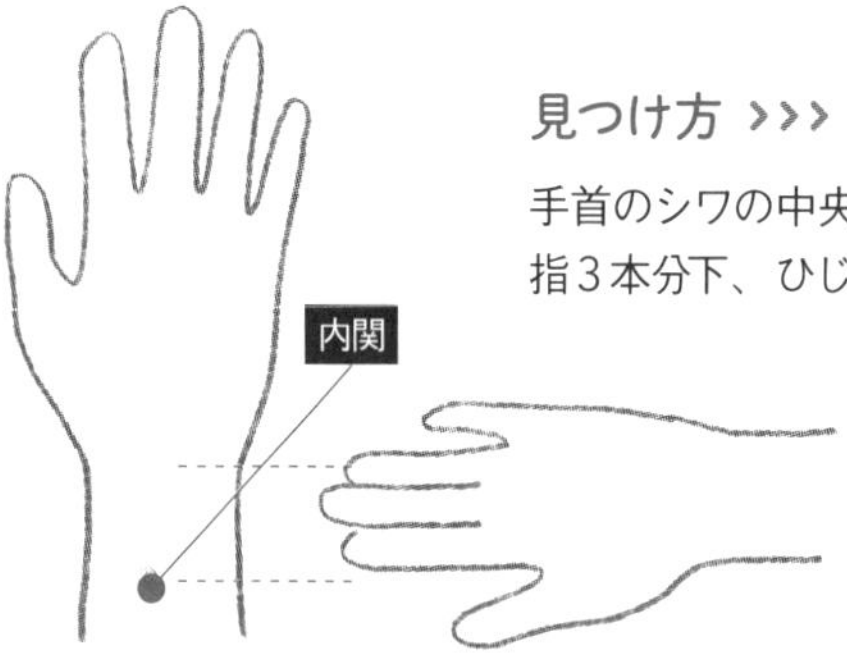

見つけ方 ›››

手首のシワの中央から、
指3本分下、ひじ寄りにある。

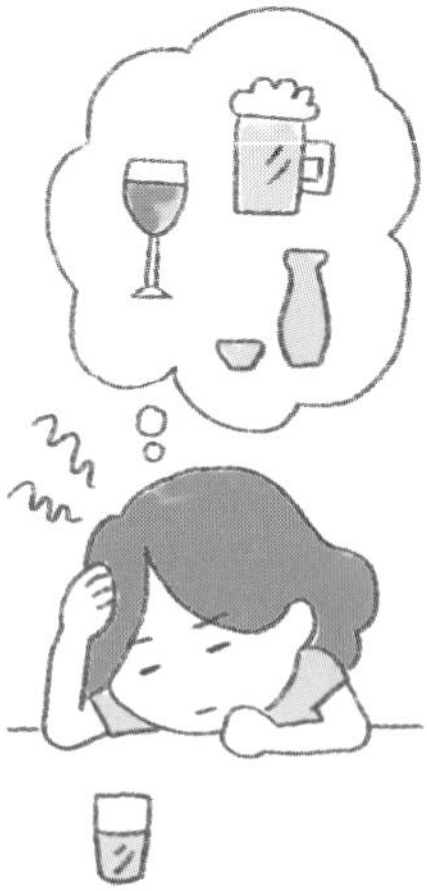

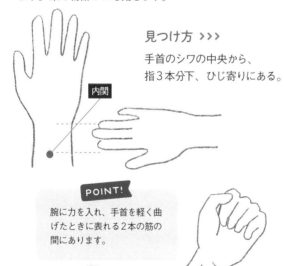

POINT!

腕に力を入れ、手首を軽く曲げたときに表れる2本の筋の間にあります。

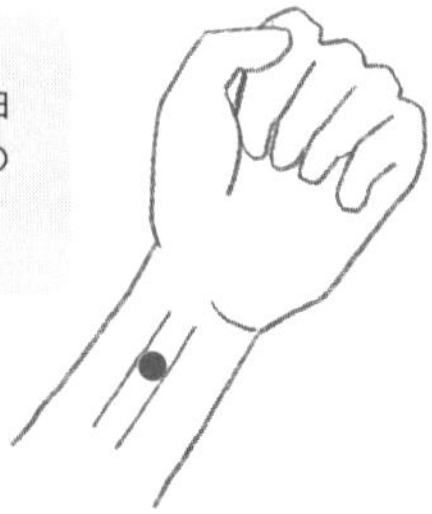

プラスαケア

二日酔い予防には、「油と水」が大事！

二日酔いは「なる前に予防すること」が大切。そのためには、もちろん飲みすぎないことが一番重要。反対にたくさんとってほしいのが水です。アルコールの摂取量を抑えたり、排出を助けたりするのに役立つからです。また、アルコールには利尿作用があり、脱水状態を引き起こし、それが体のだるさや頭痛の原因にもなります。お酒を飲むときはその合間に、できればお酒と同じ量の水を飲むようにしましょう。

もうひとつ摂取するとよいのが、油。空きっ腹でお酒を飲むと、アルコールが胃壁を傷つけますし、アルコールの吸収も早くなります。そこで食べてほしいのが油を使ったおつまみで、アルコールの吸収を遅くする効果があります。オリーブオイルを使ったカルパッチョやアヒージョ、マヨネーズを使ったポテトサラダなどがおすすめです。

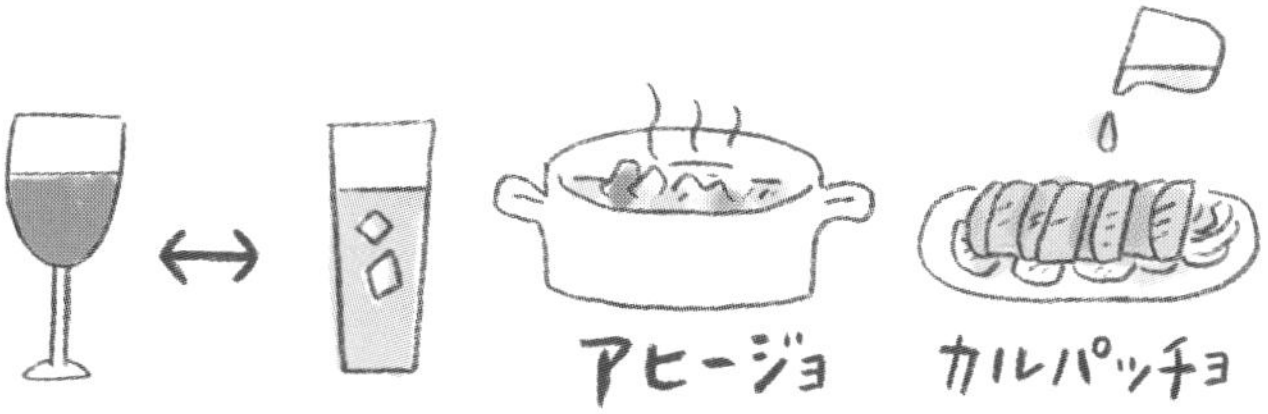
アヒージョ
カルパッチョ

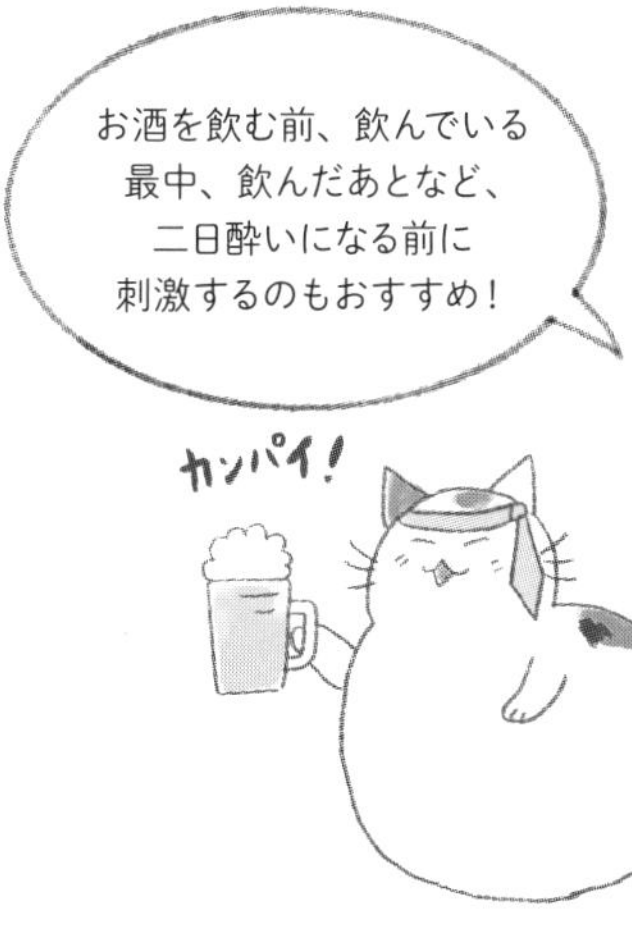
お酒を飲む前、飲んでいる最中、飲んだあとなど、二日酔いになる前に刺激するのもおすすめ！
カンパイ！

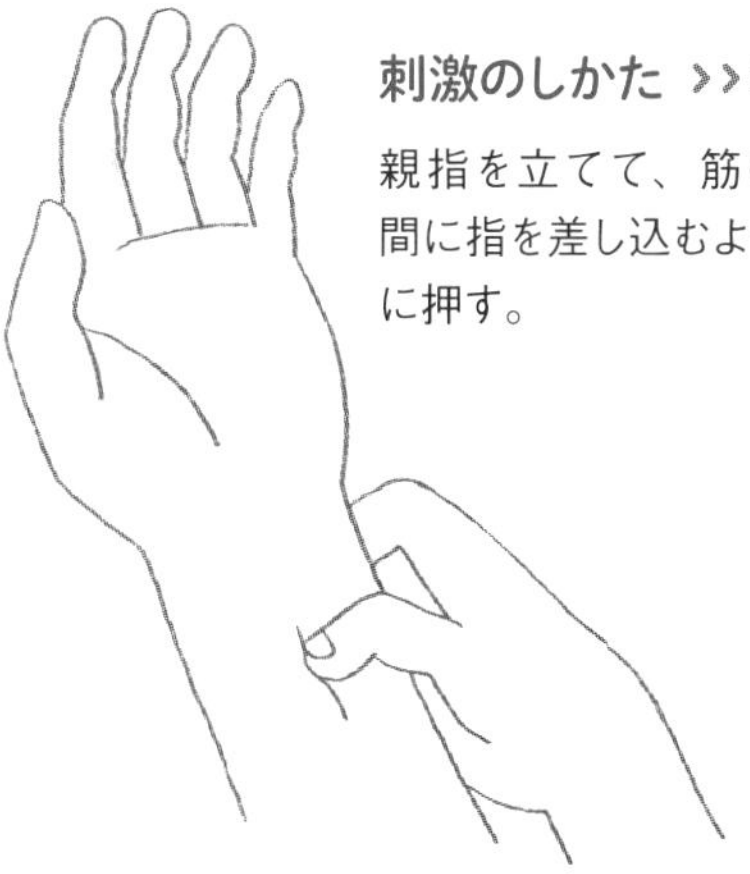

刺激のしかた >>>

親指を立てて、筋の間に指を差し込むように押す。

ひいたかな？と思ったら 風邪のひき始めに効くツボ

5つのツボでとくに重要！

合谷

上半身のトラブルが得意な万能のツボで、呼吸器系の機能を正常にする作用もあります。風邪のひき始めに起こるのどの違和感や鼻水などの症状をやわらげ、風邪が長引くのを防ぎます。

このツボも効く！

風門〔ふうもん〕

東洋医学では、「風邪《ふうじゃ》」という邪気が体に入り、風邪をひくと考えられています。その入り口と言われているのが風門です。風邪のひき始めに刺激すると、悪化を防いで早めに改善できます。

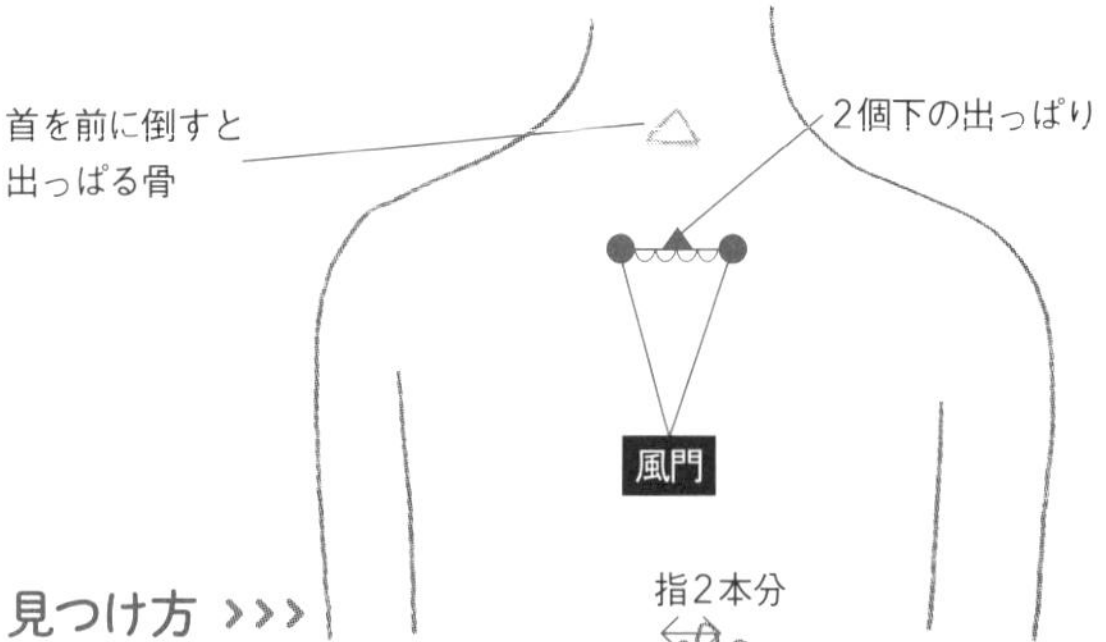
首を前に倒すと出っぱる骨
2個下の出っぱり
風門

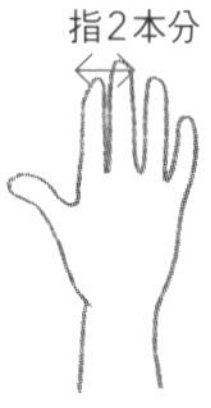
指2本分

見つけ方 >>>

まず、首を前に倒したときに出っぱる骨から2つ下の背骨の出っぱりを見つける。そこから左右に指2本分のところ。

ゾクゾク

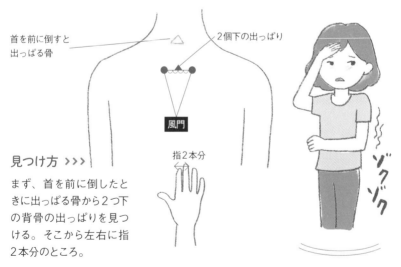

プラスαケア

葛根湯だけじゃない！
風邪に効果のある「漢方薬」は？

風邪に効く漢方薬といえば、「葛根湯《かっこんとう》」を思い出す人が多いでしょう。ただし、葛根湯はどんな風邪にも効くわけではありません。漢方薬はそもそも、病気ではなく、人を見て処方される薬です。同じ風邪でも、風邪の進行具合や症状によって効く漢方薬は違うのです。漢方薬にくわしい医師や薬剤師に相談してから選ぶのがベストです。

【風邪の初期によく使われる漢方薬】

葛根湯

比較的体力がある人で肩がこり、寒気がして、汗が出ていない場合。

麻黄湯《まおうとう》

体力がある人で強い寒気があり、節々が痛む風邪の場合。

小青竜湯《しょうせいりゅうとう》

体力が中くらいの人で、水のような鼻水や痰が出る風邪の場合。

桂枝湯《けいしとう》

もともと体力がない人で、悪寒や微熱があって、汗が出る場合。

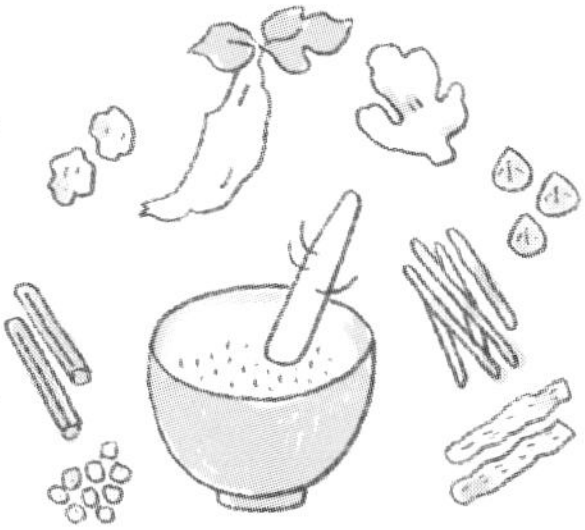

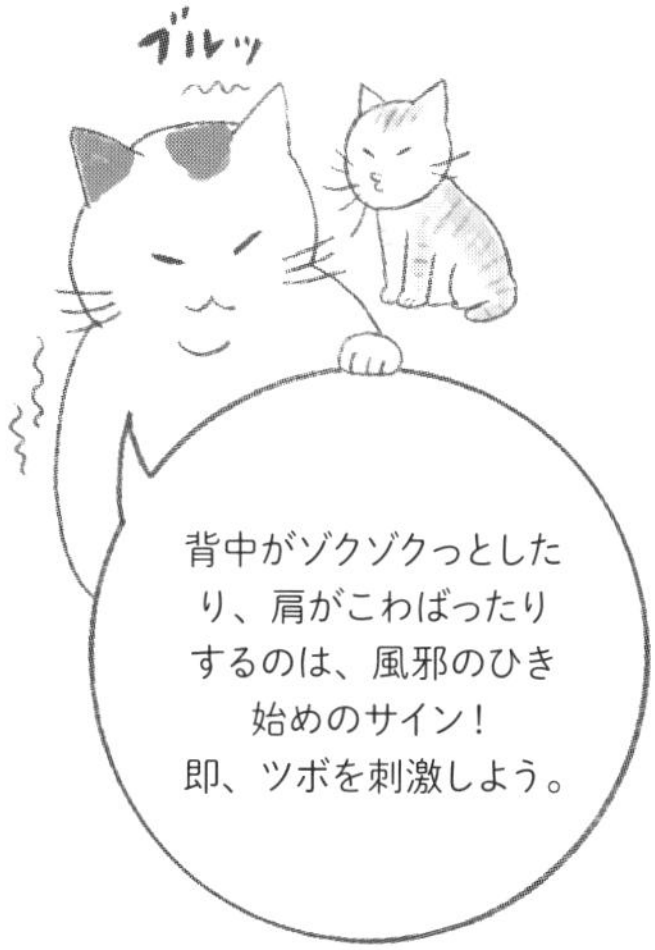
ブルッ
背中がゾクゾクっとしたり、肩がこわばったりするのは、風邪のひき始めのサイン！
即、ツボを刺激しよう。

刺激のしかた >>>

ツボを温めるのが効果的。使い捨てカイロを使ったり、ドライヤーの温風を当てて温めたりすると◎。ただし、やけどには注意。

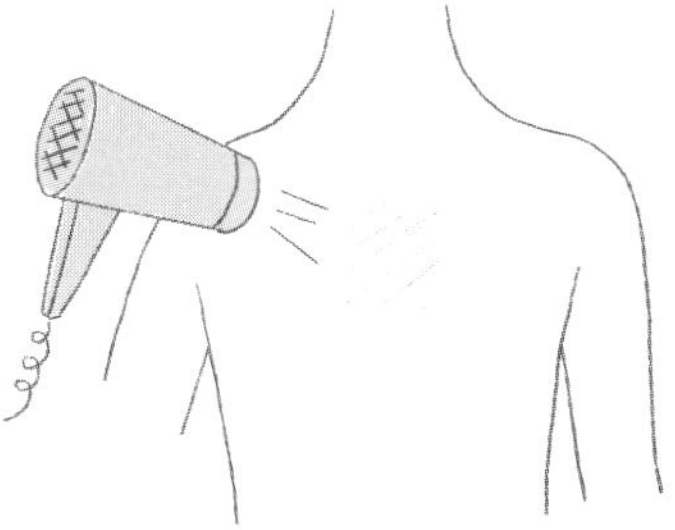

風邪のツライ症状
咳・のどの痛みに効くツボ

5つのツボでとくに重要！

合谷

上半身、特に首より上の症状に優れた効果を発揮する合谷は、風邪のときののどの違和感や痛み、咳をやわらげる働きもあります。

このツボも効く！

天突［てんとつ］

咳に効くツボとして有名。首の筋肉のこりをほぐして、気道をゆるめ、咳をしずめます。また、のどのイガイガや痛みにも効果があります。

見つけ方 ›››

左右の鎖骨の間にあるくぼみ。

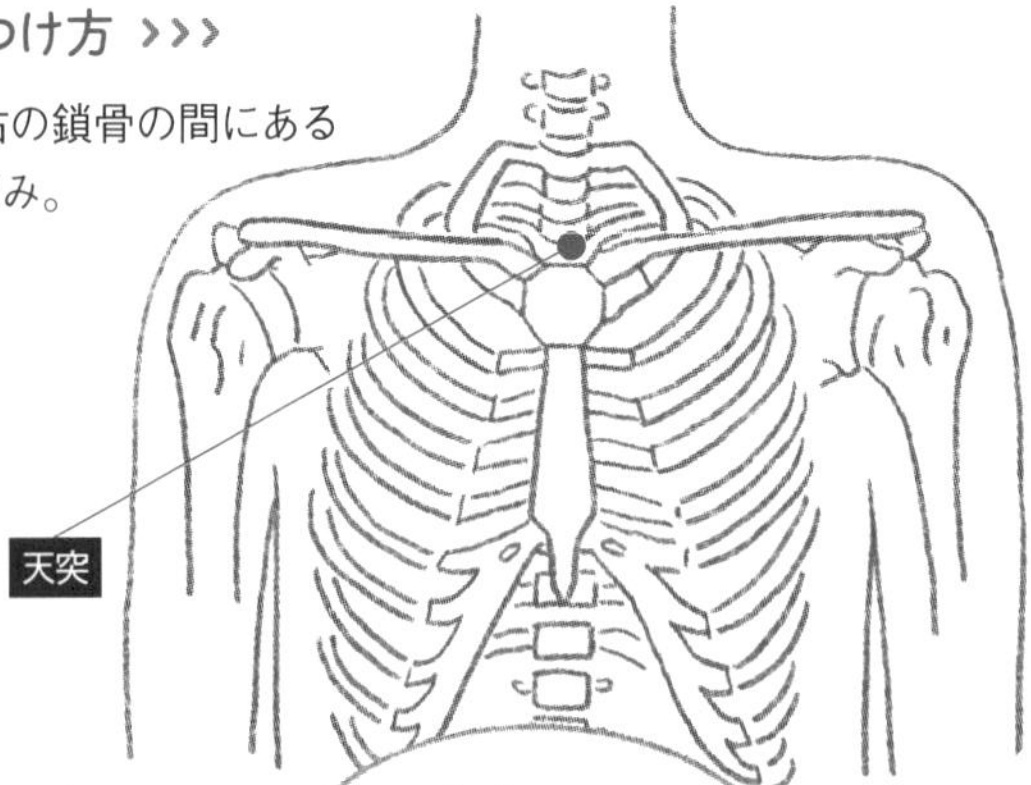
天突

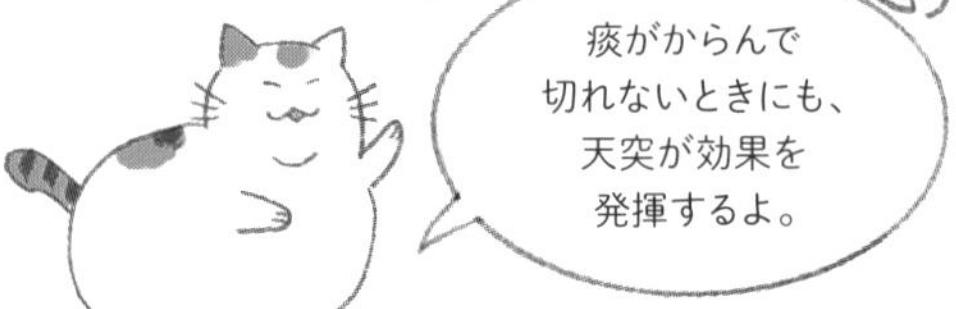
痰がからんで
切れないときにも、
天突が効果を
発揮するよ。

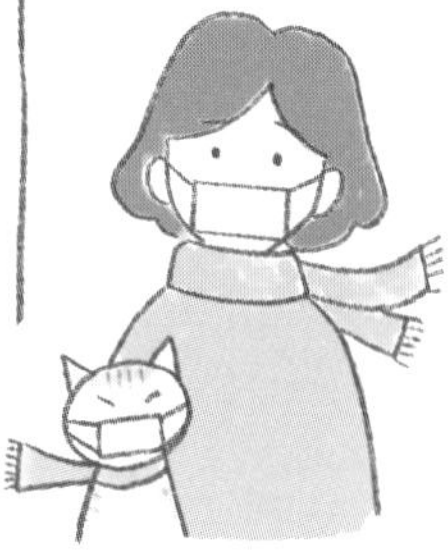

プラスαケア

のどのイガイガに！

「ハチミツ」でのどのケアを

　のどの痛みや咳をやわらげる民間薬として、古くからその効能が経験的に知られている食べ物に「ハチミツ」があります。実際、ハチミツには、グルコン酸などの殺菌作用のある物質が豊富に含まれていて、保湿効果もあるため、のどにやさしいのです。また、ハチミツの糖分は消化吸収されやすいので、効率よくエネルギーとなり、風邪など、食欲のないときの栄養補給としてもおすすめです。

　のどがイガイガするとき、咳でのどが痛いときなどには、ハチミツを使った飲み物や食べ物を試してみては？

【のどにいいハチミツレシピ】

ジンジャーレモネード

❶カップにレモン汁とおろしショウガ、ハチミツを入れてよく混ぜる。量はお好みで。

❷お湯を注いでよく溶かせば出来上がり！

ハチミツ大根

❶大根を１センチ角の角切りにする。

❷保存容器に❶の大根を入れ、ハチミツをひたひたに入れて常温で３時間ほど置く。

❸混ぜてシロップだけを冷蔵庫で保存。そのままなめたり、紅茶などに入れて飲む。

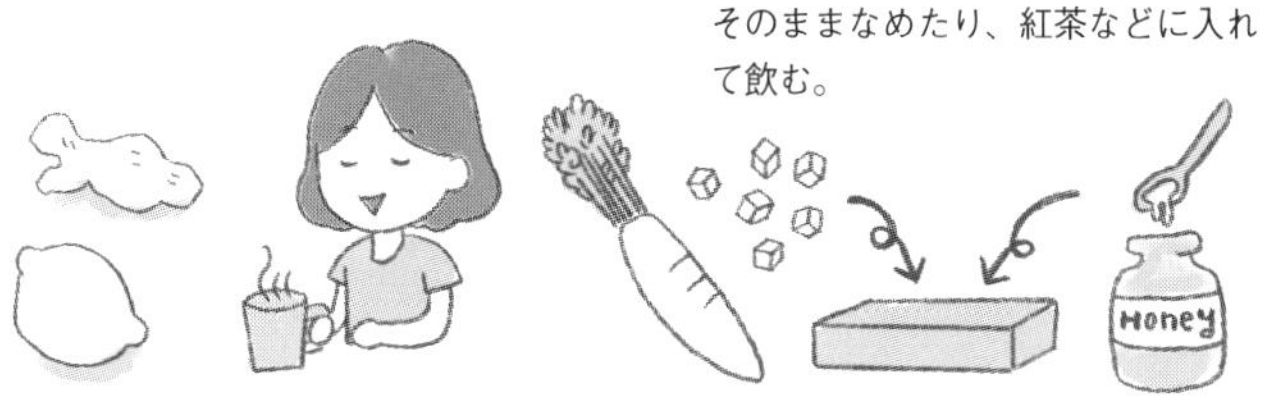

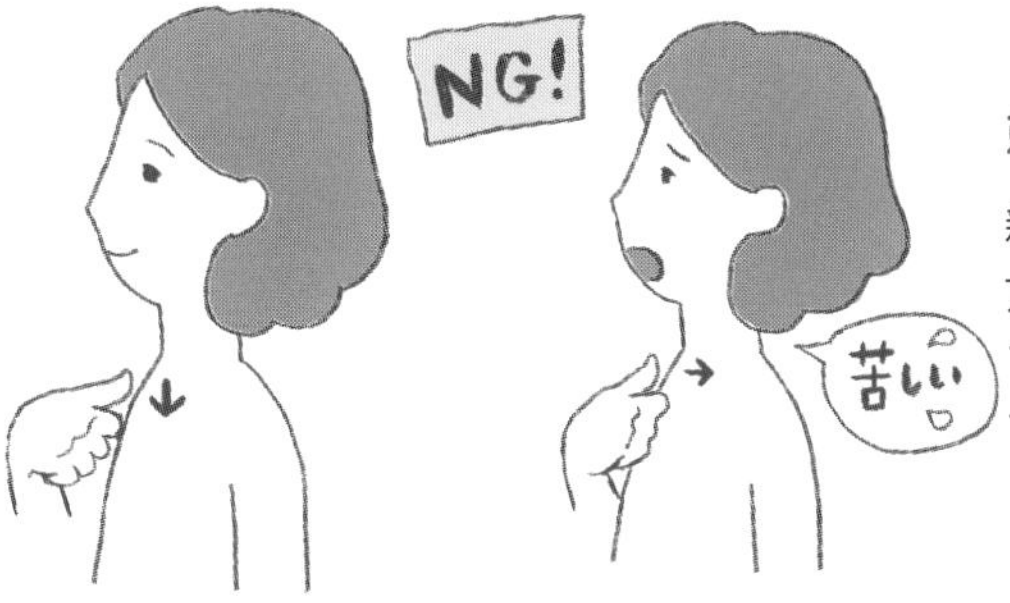

刺激のしかた ›››

親指で、骨に向かって下方向に押す。のどに向かって押すと気道が圧迫されて苦しくなるので注意。

放っておくとこわい！ 高血圧に効くツボ

5つのツボでとくに重要！

風池　　合谷

血圧の調整を司るのも自律神経。5つのツボのなかでも自律神経を整える効果の高い風池は特に有効です。また、昔からストレスに効果があるツボとして有名な合谷も、意識して刺激すると◎。

このツボも効く！

百会［ひゃくえ］

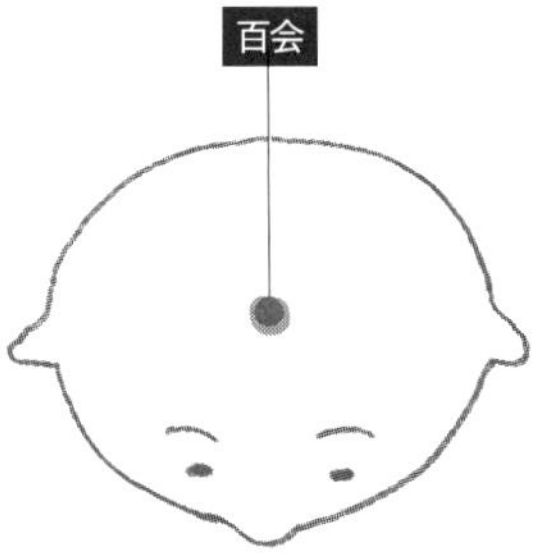

東洋医学で「気」の集まる場所と言われるツボ。「気」とは生命エネルギーのことで、自律神経を司り、血（血液）や水（体液）を循環させたり、老廃物の排出を助けたりする働きがあります。百会を刺激すると、自律神経のバランスが整います。

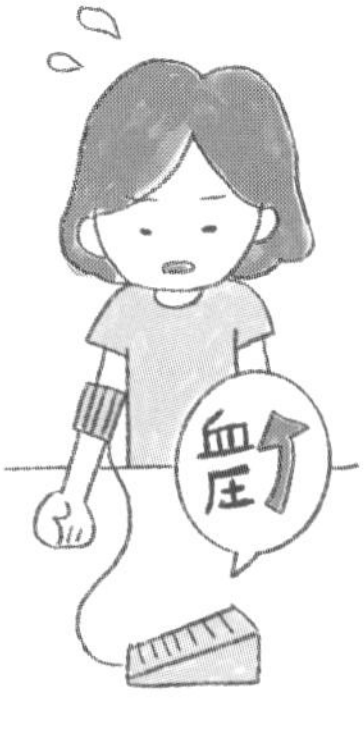

見つけ方 >>>

頭のてっぺん。左右の耳の頂点を結んだ中点にあるツボ。

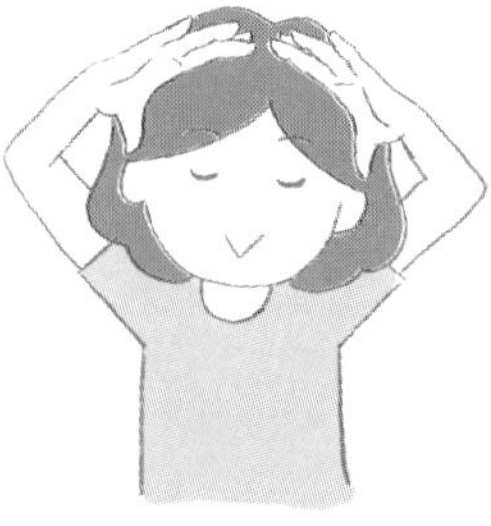

POINT!

耳の一番高いところに左右の親指を当て、頭頂部で中指が合わさるあたり。

プラスαケア

歩く「マインドフルネス」瞑想で
ストレスを軽くする！

　マインドフルネスは、「今、ココ」に意識を集中させる瞑想《めいそう》の一種です。過去の後悔、未来への不安などネガティブな思考や感情から距離をおいて、心を癒やし、集中力を高める効果があります。その方法はさまざまで、深呼吸をしながら呼吸とおなかの動きにだけ集中するのもひとつの方法です。

　そのほかにおすすめなのが、ゆっくり歩きながら行うマインドフルネス。歩きながら、足の動きと感触に意識を集中させます。まずは5～10分続けてみてください！

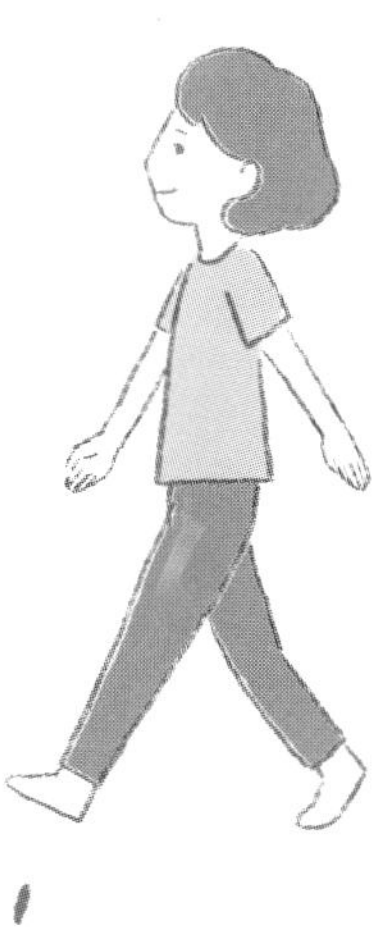

肩の力を抜いて、ゆっくり歩く。そのとき、右足のかかとからつま先へと伝わる地面の感触を感じ、次は左足……というふうに足の感覚に意識を集中する。

刺激のしかた >>>

げんこつを作り、親指の関節で押す。

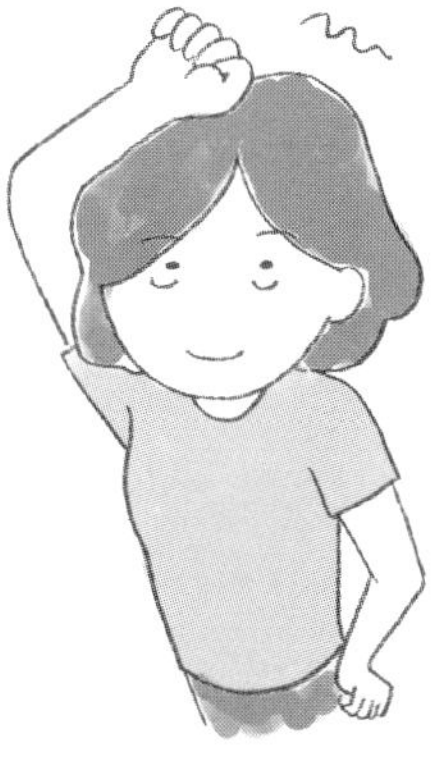

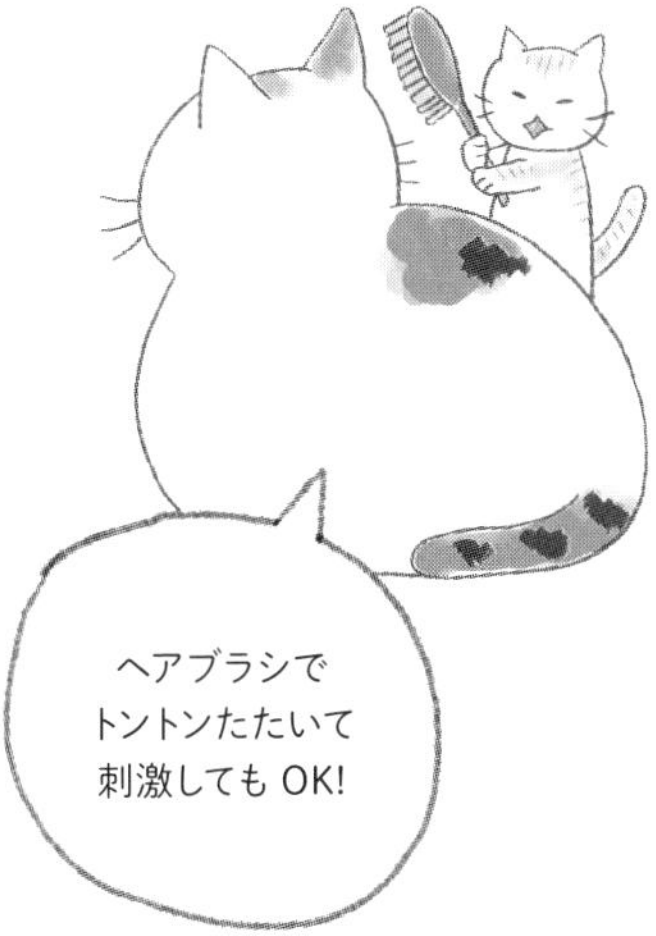
ヘアブラシで
トントンたたいて
刺激してもOK!

寝つきが悪い・眠りが浅い
不眠に効くツボ

5つのツボでとくに重要！

風池

風池を押すと、後頭部と首の境目にある自律神経の中枢を直接刺激できるので、不眠の原因になるストレスをやわらげることができます。寝つきがよくなり、眠りの質を高められるので不眠でない人にもおすすめ。

このツボも効く！

失眠［しつみん］

「失った眠り」という名前の通り、不眠改善の代表的なツボ。高ぶった神経をしずめたり、体の血行をよくしたりする働きがあります。

見つけ方 ›››

足裏のかかとの中央にある。

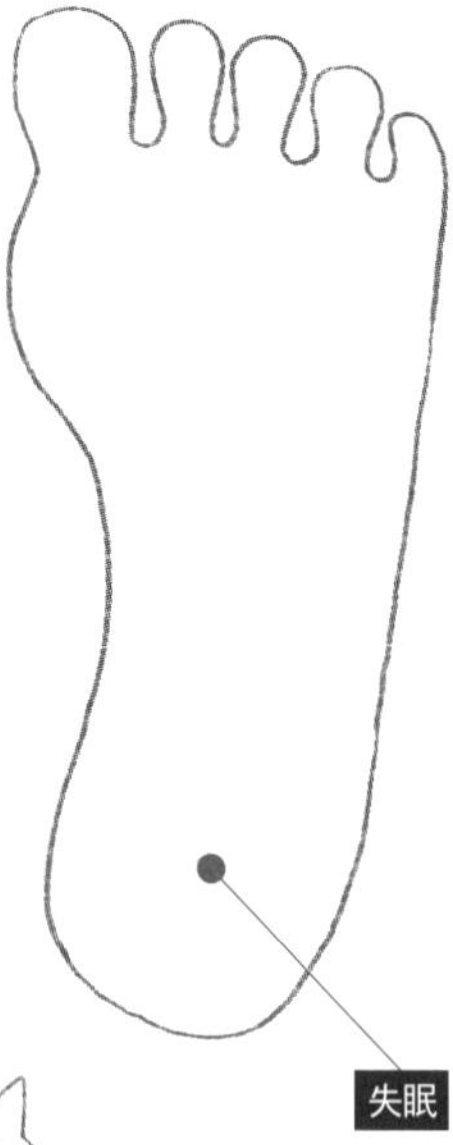
失眠

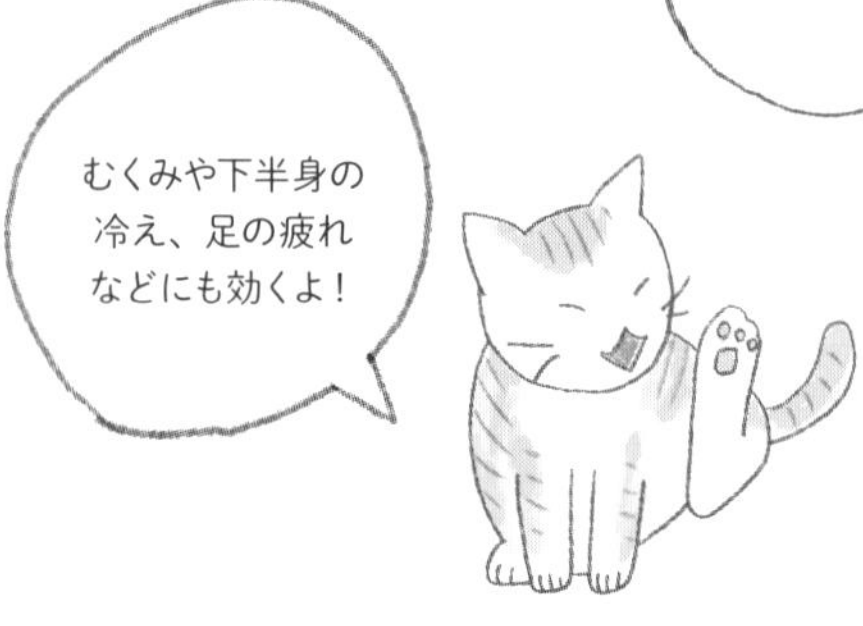
むくみや下半身の冷え、足の疲れなどにも効くよ！

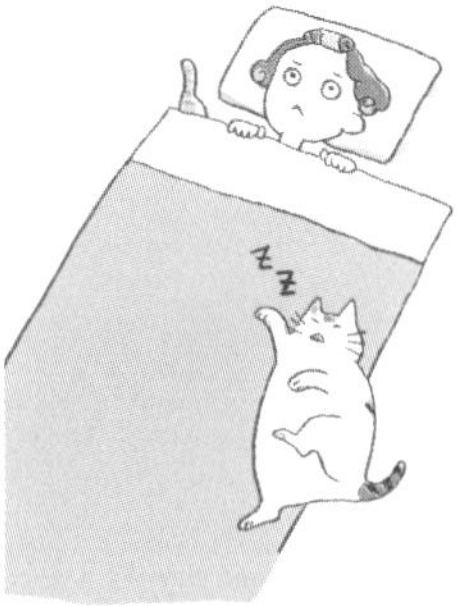

プラスαケア

朝・晩のコレが大事！

「ぐっすり眠る」習慣

眠りの質は、生活習慣に影響されます。たとえば不規則な生活をしていれば、体内時計は乱れて、眠りの質が低下したり、眠れなくなったりするでしょう。毎日の習慣を見直して、眠りの質を改善しましょう！

【眠りの質を高める生活習慣】

毎日、決まった時間に起きる

睡眠のリズムを整えるためには、まず、起床時間を守ることから。

太陽の光を浴びる

人の体内時計は約25時間周期。朝、太陽の光を浴びると、時計がリセットされて体内時計を24時間周期に調整することができる。

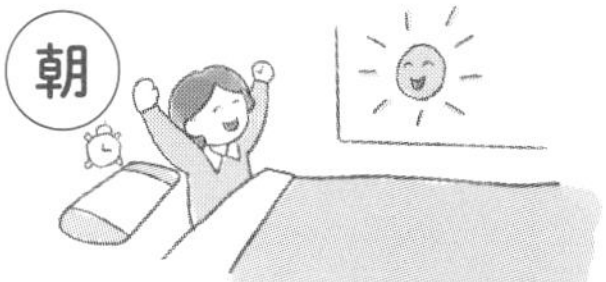

毎日、適度に体を動かす

運動習慣があると、不眠になりづらい。夕方から夜の運動が効果的。

寝る時間の2〜3時間前に入浴

脳の温度が低下するときに眠気が起きやすいので、湯船で体を温めて、一時的に体温を上げると寝つきがよくなる。

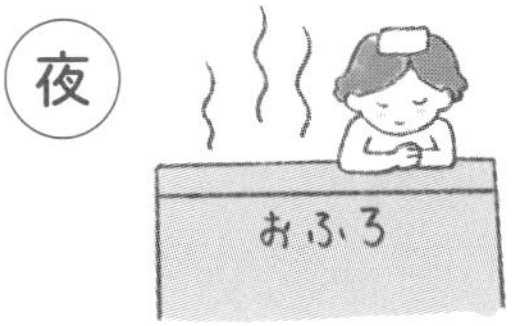

POINT!

湯たんぽやカイロなどで温めると、リラックス効果がアップ。1日の終わりにピッタリ！

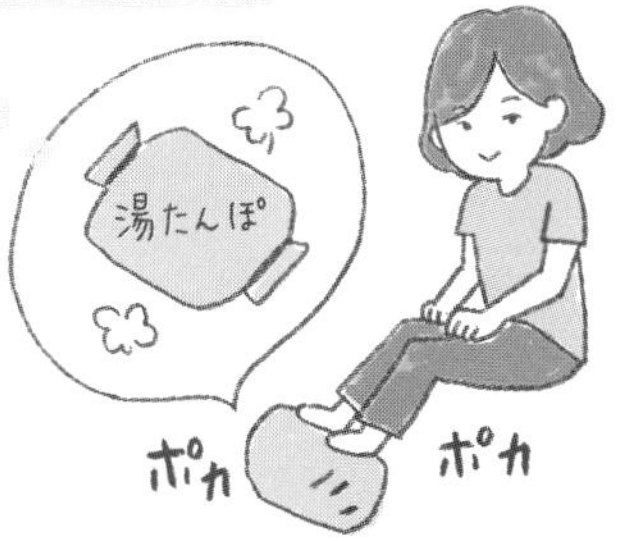

刺激のしかた ›››

親指を当てて、かかとに対して垂直に、強めに押す。

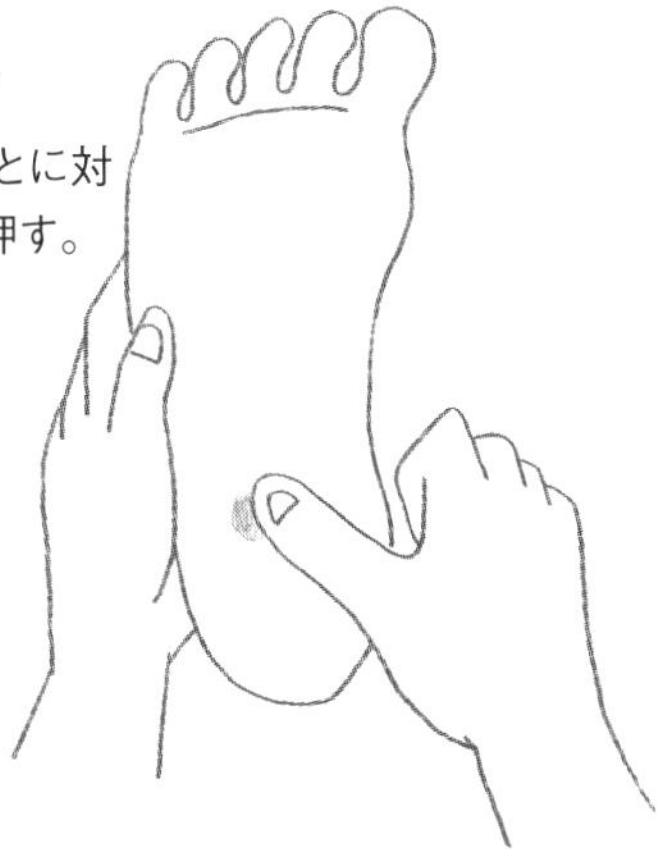

止まらないくしゃみ、鼻水などに

花粉症に効くツボ

5つのツボでとくに重要！

合谷

上半身のトラブル、とくに首から上の症状全般に効く合谷を刺激すれば、鼻水や鼻詰まり、目のかゆみなどのさまざまな症状を改善する効果が期待できます。

このツボも効く！

迎香［げいこう］

名前の通り、「香りを迎える」状態を整えるツボ。鼻水や鼻詰まりの症状をやわらげ、鼻の通りをよくします。

見つけ方 >>>

小鼻の両脇で、押すとくぼんでいるところ。

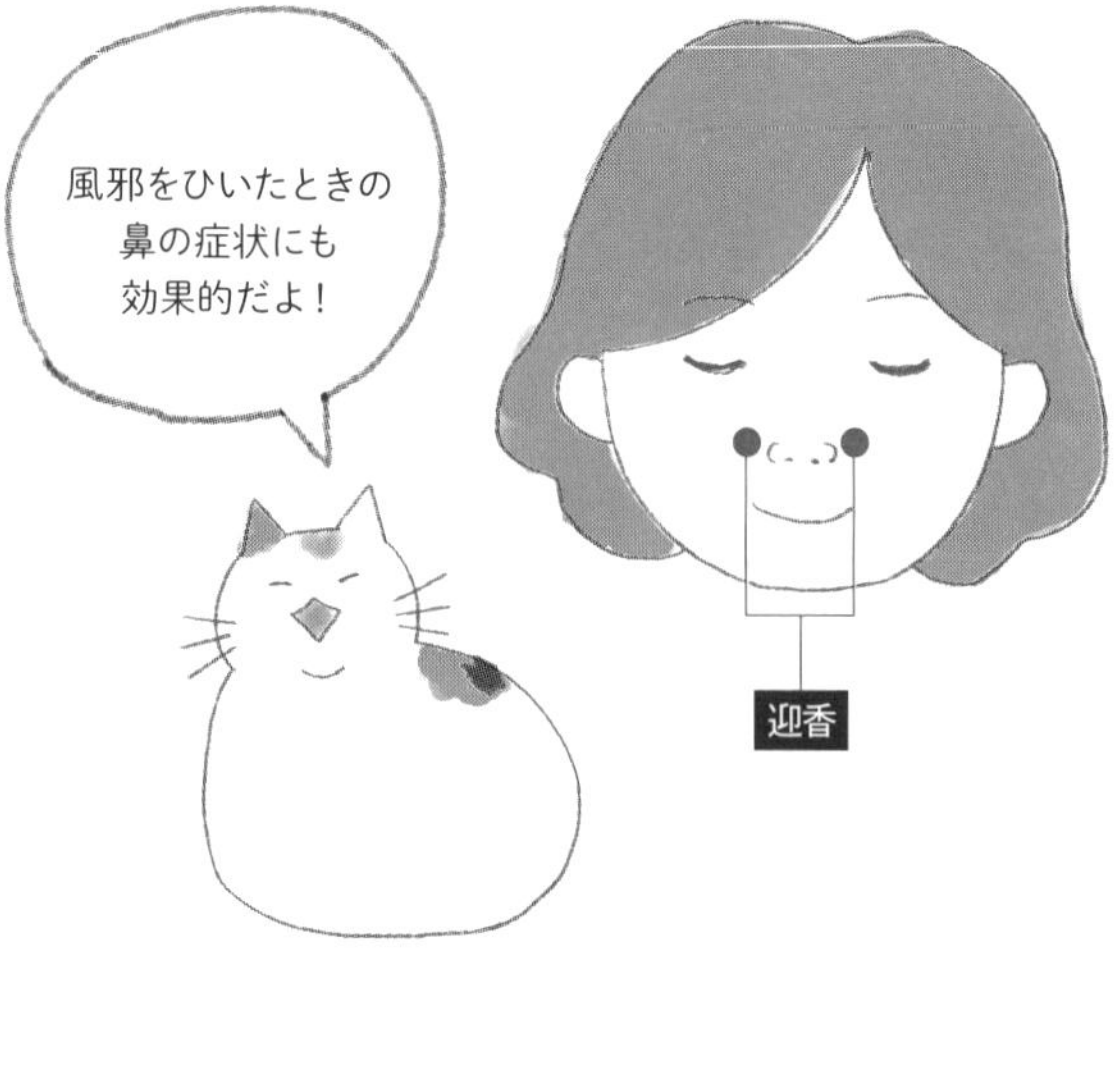
風邪をひいたときの
鼻の症状にも
効果的だよ！
迎香

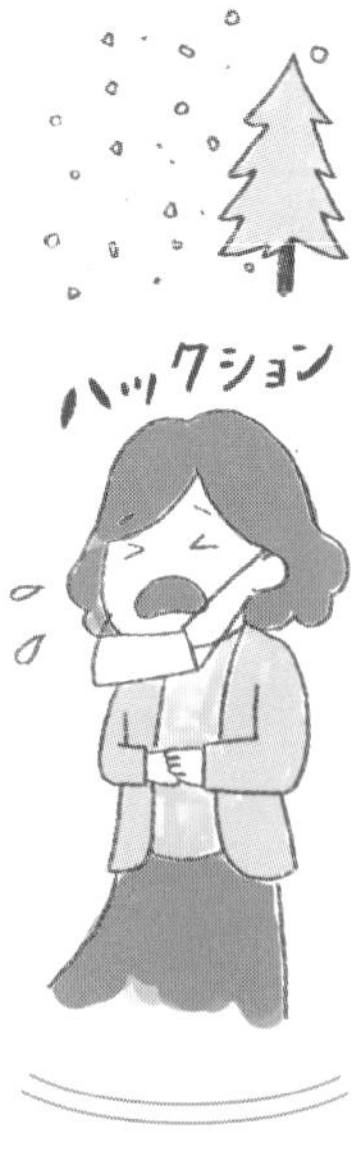
ハックション

プラスαケア

花粉も、鼻水も洗い流して「鼻うがい」でスッキリ

花粉症対策の基本は、「花粉をつけない」「ついた花粉を落とす」ことです。その点、鼻うがいは、鼻に入りこんだ花粉を洗い流し、さらに鼻詰まりを改善する効果があるのでおすすめです。市販品を使ってもよいですが、塩水と100円ショップなどに売っているノズルのついた調味料ボトルを使ってもできます。
ただしやりすぎは、鼻の粘膜を傷つけるので逆効果になります。1日2～3回までにしましょう。

【鼻うがいのやり方】

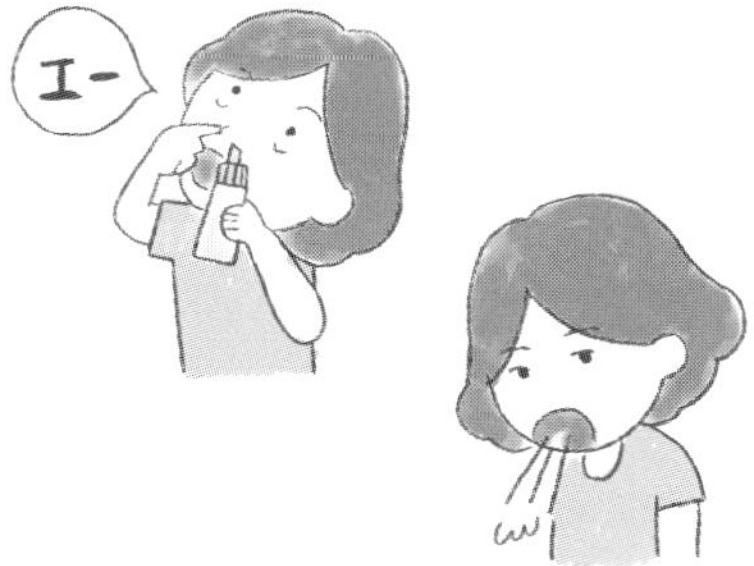

❶お湯を沸かして、30度くらいまで冷まし、1リットルに対して9グラムの塩を入れて0.9%の塩水をつくり、100cc（両鼻分）スポイトなどノズルのついた容器に入れる。
❷やや上を向いて、片方の鼻の穴をふさぐ。「エー」という声を出しながら、もう片方の穴に食塩水を注入する。
❸口の中に流れてきた食塩水を吐き出す。同様に逆の鼻でも行い、これを2～3回繰り返す。

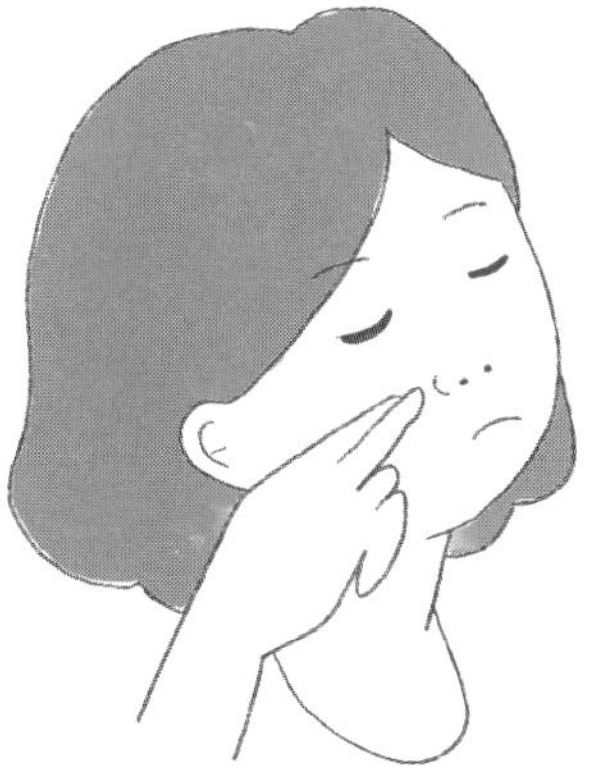

刺激のしかた >>>

人差し指と中指を重ねて指圧する。

POINT!

つまようじの柄やヘアピンのカーブしている部分で押してもOK!　ただし、あとがつきやすいので注意しましょう。

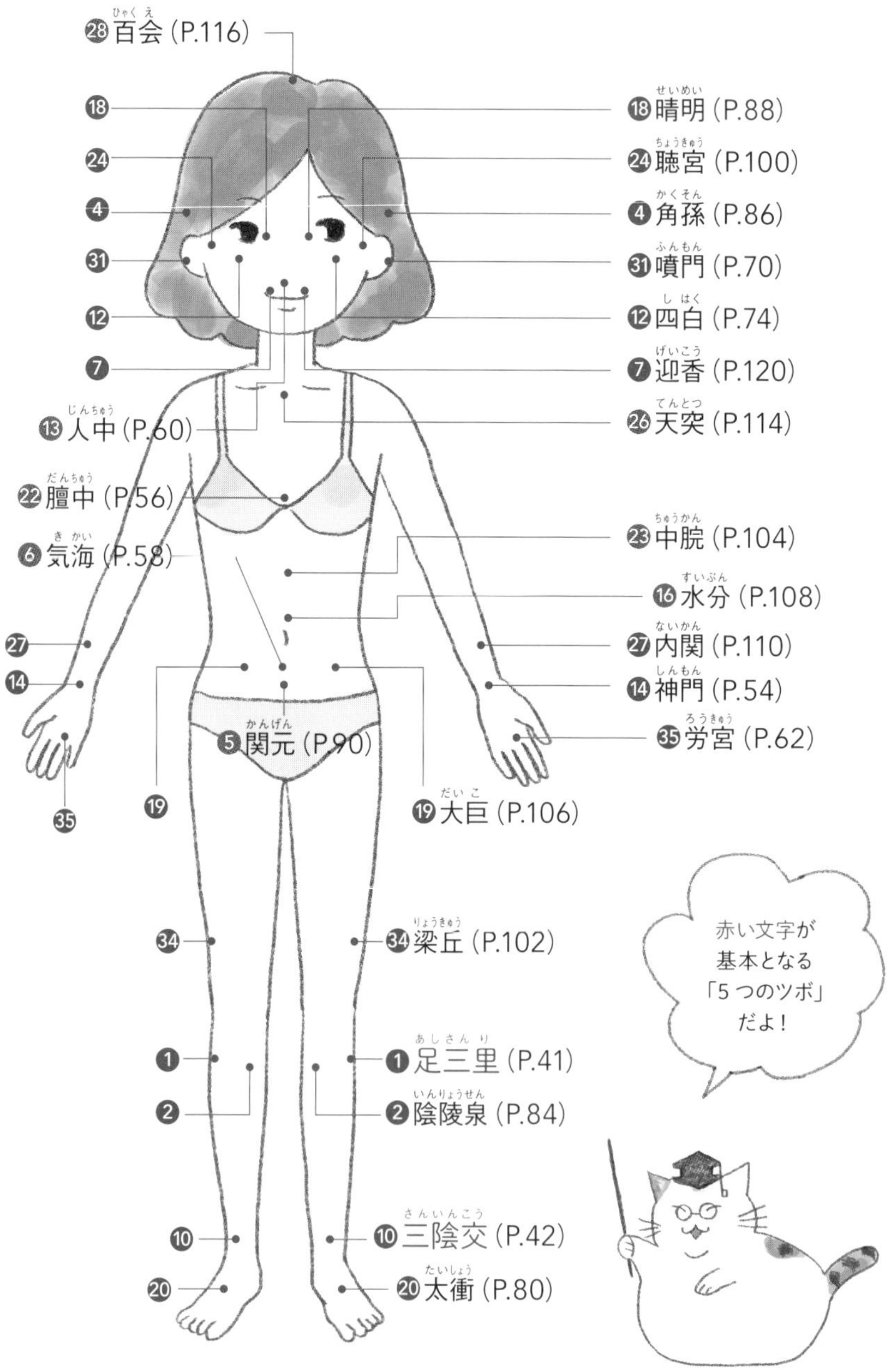

㉘百会《ひゃくえ》（P.116）
⑱晴明《せいめい》（P.88）
㉔聴宮《ちょうきゅう》（P.100）
④角孫《かくそん》（P.86）
㉛噴門《ふんもん》（P.70）
⑫四白《しはく》（P.74）
⑦迎香《げいこう》（P.120）
⑬人中《じんちゅう》（P.60）
㉖天突《てんとつ》（P.114）
㉒膻中《だんちゅう》（P.56）
⑥気海《きかい》（P.58）
㉓中脘《ちゅうかん》（P.104）
⑯水分《すいぶん》（P.108）
㉗内関《ないかん》（P.110）
⑭神門《しんもん》（P.54）
㉟労宮《ろうきゅう》（P.62）
⑤関元《かんげん》（P.90）
⑲大巨《だいこ》（P.106）
㉞梁丘《りょうきゅう》（P.102）
①足三里《あしさんり》（P.41）
②陰陵泉《いんりょうせん》（P.84）
⑩三陰交《さんいんこう》（P.42）
⑳太衝《たいしょう》（P.80）
赤い文字が
基本となる
「5つのツボ」
だよ！

※●のツボは1か所のみ。その他は左右にひとつずつある。

全身ツボMAP

この本で紹介した
ツボは35種類。
そのすべてのツボの名前・
位置・掲載ページを
まとめたよ。

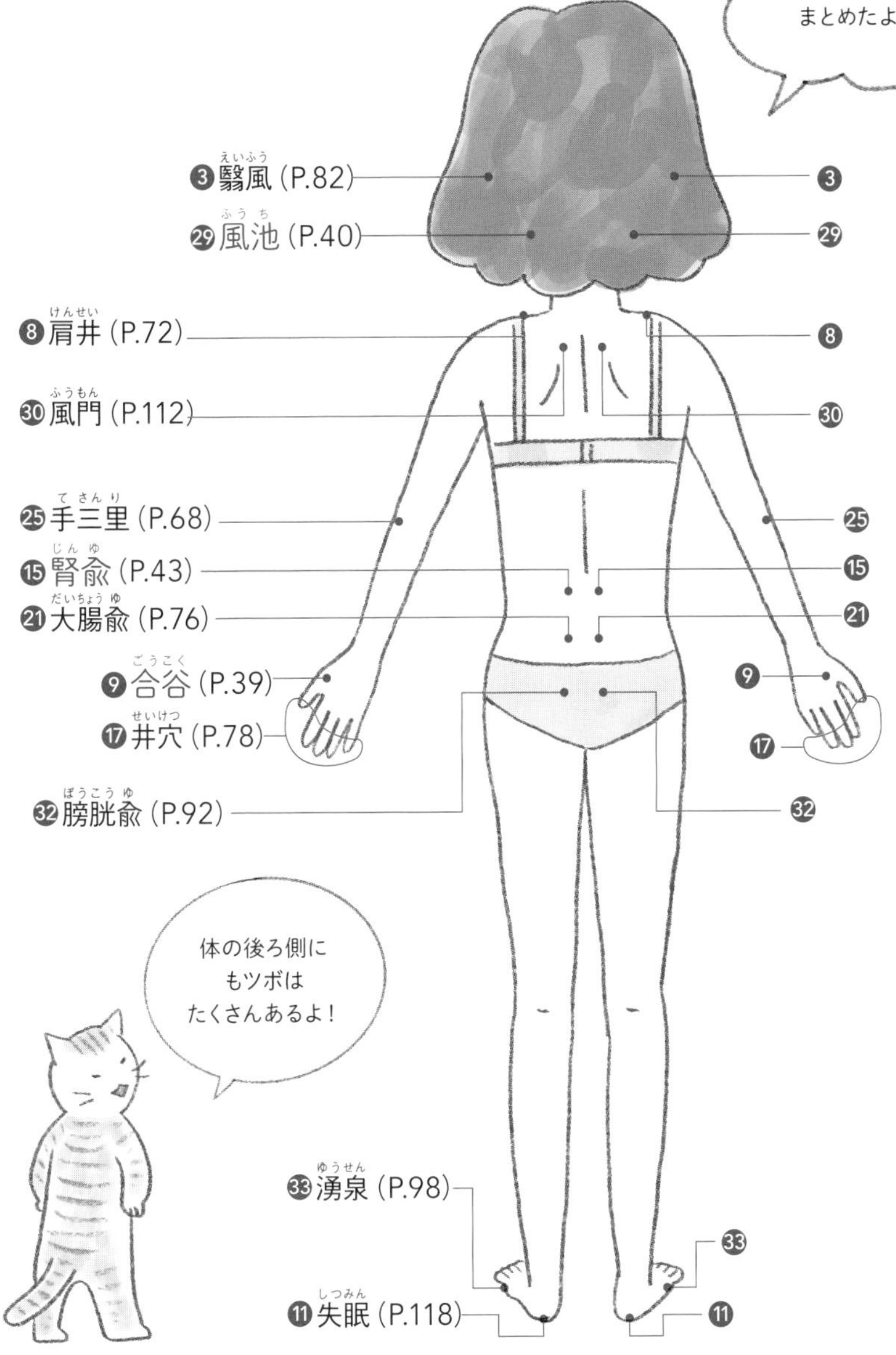

③翳風《えいふう》(P.82)
㉙風池《ふうち》(P.40)
⑧肩井《けんせい》(P.72)
㉚風門《ふうもん》(P.112)
㉕手三里《てさんり》(P.68)
⑮腎兪《じんゆ》(P.43)
㉑大腸兪《だいちょうゆ》(P.76)
⑨合谷《ごうこく》(P.39)
⑰井穴《せいけつ》(P.78)
㉜膀胱兪《ぼうこうゆ》(P.92)
㉝湧泉《ゆうせん》(P.98)
⑪失眠《しつみん》(P.118)
③
㉙
⑧
㉚
㉕
⑮
㉑
⑨
⑰
㉜
㉝
⑪
体の後ろ側に
もツボは
たくさんあるよ！

さくいん

❶	足三里	あしさんり	(おもに P.41)
❷	陰陵泉	いんりょうせん	(P.84)
❸	翳風	えいふう	(P.82)
❹	角孫	かくそん	(P.86)
❺	関元	かんげん	(P.90)
❻	気海	きかい	(P.58)
❼	迎香	げいこう	(P.120)
❽	肩井	けんせい	(P.72)
❾	合谷	ごうこく	(おもに P.39)
❿	三陰交	さんいんこう	(おもに P.42)
⓫	失眠	しつみん	(P.118)
⓬	四白	しはく	(P.74)
⓭	人中	じんちゅう	(P.60)
⓮	神門	しんもん	(P.54)
⓯	腎兪	じんゆ	(P おもに .43)
⓰	水分	すいぶん	(P.108)
⓱	井穴	せいけつ	(P.78)
⓲	晴明	せいめい	(P.88)
⓳	大巨	だいこ	(P.106)

【著者紹介】

高橋 徳（たかはし・とく）

◉——医学博士。「総合医療クリニック徳」院長、米国「ウィスコンシン医科大学」名誉教授。

◉——1977年、神戸大学医学部卒業。病院の消化器外科で患者を診ていたとき、西洋医学に偏りすぎている現状と、日本ではおろそかにされがちな東洋医学と「セルフケア」の重要性に気づく。さらに研究を深めたいとの思いから、1988年米国に渡る。ミシガン大学助手、デューク大学教授を経て、2008年、ウィスコンシン医科大学教授に就任。米国時代のおもな研究テーマは、「鍼の作用機序」と「オキシトシンの生理作用」。「オキシトシン」こそが、健康を保つカギと知る。

◉——2013年、西洋医学と東洋医学それぞれのよい面を応用し、自身の治癒能力を高めるケアを提供する統合医療クリニック「高橋医院」を郷里の岐阜県に開業。2016年、名古屋市に「総合医療クリニック徳」をオープン。「日本健康創造研究会」会長も務める。

◉——著書に『８つのツボで30の病気を治す本』（マキノ出版）、『オキシトシン健康法』（アスコム）などがある。

1日1分押すだけ！
医師が考案した　くすりツボ

2020年９月１日　　第１刷発行

著　者——高橋　徳
発行者——齊藤　龍男
発行所——株式会社かんき出版
東京都千代田区麴町4-1-4 西脇ビル　〒102-0083
電話　営業部：03(3262)8011㈹　編集部：03(3262)8012㈹
FAX　03(3234)4421　　振替　00100-2-62304
https://www.kanki-pub.co.jp/

印刷所——シナノ書籍印刷株式会社

　ISBN978-4-7612-7506-8 C0030